轻医美
避坑指南

田亚华 主编

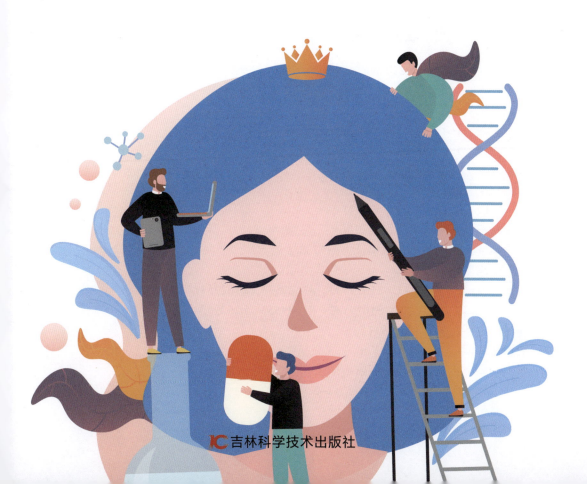

吉林科学技术出版社

图书在版编目（CIP）数据

轻医美避坑指南 / 田亚华主编 . -- 长春：吉林科
学技术出版社，2025.7
　　ISBN 978-7-5744-1352-8

　　Ⅰ．①轻… Ⅱ．①田… Ⅲ．①美容－整形外科学－指
南 Ⅳ．① R622-62

中国国家版本馆 CIP 数据核字（2024）第 098011 号

轻医美避坑指南
QING YIMEI BIKENG ZHINAN

主　　编　田亚华
出 版 人　宛　霞
策划编辑　宿迪超
责任编辑　井兴盼
助理编辑　杨薏蒙
装帧设计　深圳·弘艺文化 HONGYI CULTURE
摄影绘图
幅面尺寸　170 mm × 240 mm
开　　本　16
印　　张　13
字　　数　164千字
印　　数　1～5 000册
版　　次　2025年7月第1版
印　　次　2025年7月第1次印刷
出　　版　吉林科学技术出版社
发　　行　吉林科学技术出版社
地　　址　长春市净月区福祉大路5788号
邮　　编　130118
发行部电话/传真　0431-81629529　81629530　81629531
　　　　　　　　　　81629532　81629533　81629534
储运部电话　0431-86059116
编辑部电话　0431-81629378
印　　刷　吉林省创美堂印刷有限公司
书　　号　ISBN 978-7-5744-1352-8
定　　价　68.00元

前言
PREFACE

当今社会，追求美丽不仅仅是单纯进行外表修饰，它也代表了一种个人的生活态度。随着科技的进步和医疗美容行业的飞速发展，轻医美凭借其安全性高、恢复期短、效果立竿见影的特点，正逐渐赢得越来越多求美者的青睐。然而，正如一枚硬币的两面，轻医美在带来美丽的同时，也可能存在一些潜在的挑战和风险。因此，如何安全、明智地选择轻医美服务，避免被"坑"，成为每一位求美者的必修课程。

为了让广大求美者掌握系统、全面、专业的轻医美知识，本书组织了包括中国整形美容协会、解放军总医院、南方医科大学、大连医科大学、西安医学院、南昌医学院、亚洲医学美学研究院等十余家单位的数十名医美相关领域的权威专家，吸取了他们丰富的临床经验，结合了他们最新的研究成果，编写出这本实用、好用的《轻医美避坑指南》。

书内详尽地介绍了轻医美的基础知识以及轻医美项目的优劣，教会求美者辨别正规医美机构，选择专业的医生和合规的医美咨询师，有效地进行术前咨询和术后护理，以及如何避免常见的消费误区和陷阱。同时，书内大量采集了来自一线医美咨询师的典型案例，在此基础上提供了许多实用的操作建议，能够帮助求美者在咨询、消费、预后等各场景中做出明智的决策。

轻医美不单是美容领域的一次技术革新，它还深刻反映了人们对美学追求的热情以及对生活品质提升的态度。希望本书能够为求美者在追求美丽的道路上保驾护航，帮助求美者在享受科技带来的美丽的同时，保障自身的安全和健康。让我们一起用知识武装自己，用智慧雕琢美丽，迈向更加自信和精彩的新生活。

目录

CONTENTS

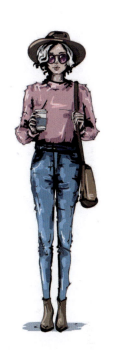

Chapter 2

紧肤抗衰，拒绝松弛

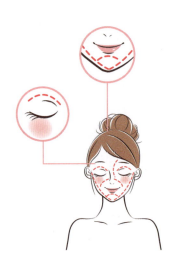

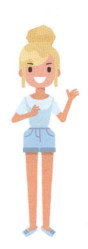
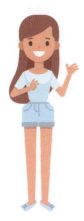

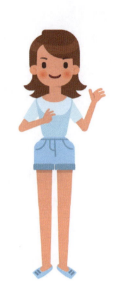

Chapter 5 轻医美医生提醒：术前术后不可忽视的问题

Chapter 6 常见问题答疑

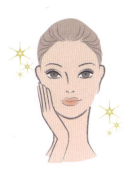

Chapter 1
认识轻医美

当今社会，

风靡医美圈的轻医美深受爱美达人们的追捧。

它不仅不会对脸部皮肤造成太大的损伤、无痛苦，

而且省时间、见效快。

轻医美是未来美容的大趋势，

但是各种轻医美项目，

你真的了解吗?

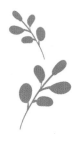

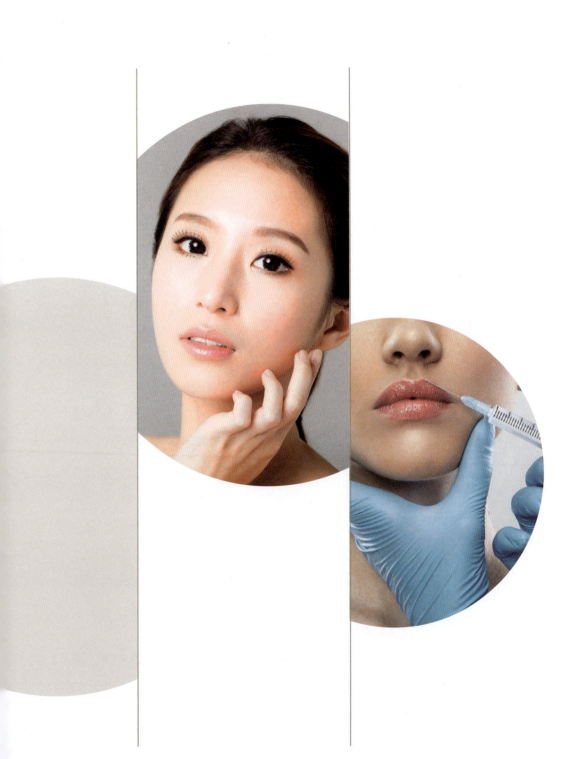

什么是**轻医美**

　　轻医美是一种通过非手术或微创的方法对面部或身体进行轻微美容修饰的方式。与传统整形手术相比，轻医美通常采用非侵入性或微创的方法，实现自然、细微的改变，以提升个人外貌的美感和自信心。它拥有不需开刀、创伤微小、恢复期短、基本无痛等优点，已逐渐成为现代人追捧的医美项目。

　　轻医美修饰缺点的速度很快，如同做美容皮肤护理，大多数项目在一星期内就可达到明显的美容效果，非常适合年轻的爱美人士。

轻医美的类型

　　轻医美涵盖了各种各样的细分类型，本文对这些五花八门的项目进行了简单概括，能让求美者做到心中有数、充分了解项目。

　　轻医美主要包括以下几种类型：光电类项目、注射类项目、微创类项目、口腔类项目。

　　一些常见的光子嫩肤、皮秒、超声炮，激光脱毛、祛痣、美白等项目都属于光电类项目。

　　这类项目主要通过脉冲光（光子嫩肤等）、激光（皮秒、超皮秒等）、射频（热玛吉、普通射频等）、超声波（超声刀、7D聚拉提、超声炮等）等高科技技术照射，从而刺激胶原新生，达到紧肤、除皱、美白、嫩肤的美容效果。

　　光电类项目可有效地解决肤色暗沉、毛孔粗大、痤疮、红血丝等皮肤问题，达到改善皮肤质地、促进皮肤新陈代谢、消除细纹和淡化色素沉着等美容效果。

激光项目的主要作用为淡化斑点、改善肤色、使皮肤更紧致，同时还可以消除皱纹，达到嫩肤的目的。

射频项目可以紧致皮肤、消除皱纹，还可以促进胶原蛋白再生，避免皮肤老化，达到抗衰老的目的。

超声波项目功率强、能量大，可使皮肤细胞随着震动，产生微细的按摩作用，进而改善局部血液和淋巴液的循环，提高皮肤组织的新陈代谢和再生能力，使皮肤富有光泽和弹性，达到紧致皮肤、消除皱纹、抗衰老的美容效果。

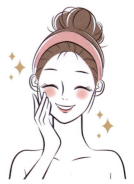

总而言之，光电类项目的主要作用就是促进皮肤再生，增强肌肤的弹性和紧致度，让肌肤焕发出年轻光彩。其风险小，一般不会产生皮肤创口，但对人体的肌肤还是会有一定损伤的，只是很多损伤肉眼几乎看不到。

02 注射类项目

注射类项目主要分为美容类注射和填充类注射。通常风险较低，恢复期短，基本不影响生活和工作。

美容类注射

美容类注射主要分为肤质改善类和肌力及肌肉形态调节类。肤质改善类主要包括富血小板血浆（PRP）注射治疗、细胞疗法等，可减少皱纹、修复肌肤、紧致肌肤、改善肤色和肤质，让你快速拥有一张光彩照人的年轻脸庞。肌力及肌肉形态调节类，比如肉毒毒素的主要作用是可以使肌肉产生失用性萎缩，有效改善咬肌肥大，以及鱼尾纹、眉间纹、额纹等动态性皱纹。

填充类注射

填充类注射又分为自体材料填充（自体脂肪、胶原蛋白、脂肪基质复合物等）、异体及人工材料（玻尿酸、左旋聚乳酸及各种复合制剂等）。主要是对皮肤凹陷进行填充，让皮肤更为饱满，增加皮肤营养，使皮肤更有弹性。

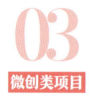

这类项目包括内路法眼袋、注射隆鼻、埋线法重睑、小范围吸脂收紧等微创手术项目，利用精细的医疗器械或设备，进行全身或局部的整形治疗，达到美容、调整体形等目的。

微创类手术留下的小伤口一般痕迹轻微难以察觉，可以减少出血和伤口感染等并发症的发生概率，缩短恢复期，术后效果更为自然。

口腔类主要涉及丰唇、齿颊部位置调整以及齿对颌关系调整等项目。

口腔类轻医美项目，可以改善牙齿外观、提升面容美感、提升人的自信心，还可以及时发现和修复口腔问题，预防牙齿疾病的发生，保护口腔健康。

轻医美和整形的区别

虽然整形和轻医美同属于医美整形项目，但两者在方式、创口、恢复期、效果和费用等方面存在显著差异。

方式不同

　　整形主要以手术方式为主，通过外科手术改变人体的五官形态及身体轮廓，来达到美容的效果。比较常见的整形手术有重睑术、隆鼻术、下颌角截骨术、吸脂术、假体隆胸术等。整形手术均存在一定风险，对整形机构和医生的资质要求更高。

　　而轻医美多是以非手术性的方式为主，大多采取注射、光电、线雕等方式对局部进行微调，可以在不打麻醉药、不留瘢痕的情况下弥补面部等局部缺陷，相较于整形而言，操作更简单、更安全。比较常见的轻医美项目包括肉毒毒素注射、玻尿酸注射、激光祛斑中胚层治疗等。

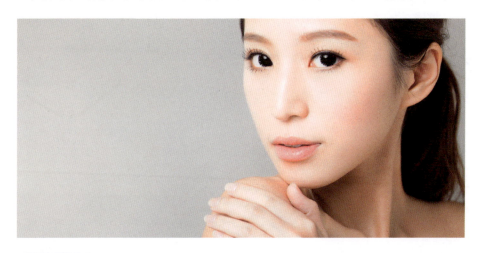

创口不同

　　整形手术通常需要切开皮肤，即使切口较小，也存在留疤风险，尤其对于瘢痕体质者更需慎重考虑。

　　轻医美大多属于微创或无创操作，不会在皮肤表面留下明显创口，留疤风险低，且疼痛感轻微，因此更受欢迎。

恢复期不同

整形手术因为创伤较大，恢复期也相对较长，做完整形手术后通常还需住院观察几天或几周。术后需要遵医嘱进行相应的护理和休息，以确保更好地恢复。

而轻医美由于创伤小，恢复时间较快，通常无须住院，即使住院观察1~2天，也不会影响日常生活和工作，几乎不需要特殊护理和休息，被称为"午餐美容"。

效果不同

整形后一般就是长期永久性定型，后期若对整形效果不满意，再次调整的难度较大，可能需要再次进行手术。

轻医美所达到的改善效果较为自然，并具有可调整性，若效果不理想，可通过再次操作进行微调。但其美容效果维持时间较短，如一次肉毒毒素注射的效果通常只能维持6~12个月。

费用不同

整形不仅需要开刀手术，还需要住院观察、后期护理，整体费用较为昂贵。隆鼻、丰胸等一些热门的整形项目，通常需要花费数万元不等。如果想要达到更好、更明显的整形美容效果，费用还会增加不少。

相较于整形，轻医美大多无须住院，费用相对较低，一般在数千元。

轻医美适用范围及禁忌

轻医美的适用范围和人群都很广，能够帮助爱美人士告别自卑，通过有效改善外在的不完美形象，实现由内而外的美容效果。

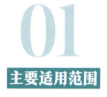

主要适用于面部年轻化治疗和塑形，包括微调面部轮廓，淡化面部皱纹，改善面部下垂状况，消除皮肤色素沉着，丰面颊、丰太阳穴、丰唇等，还能应用于形体雕塑等众多项目。大多数轻医美只需几分钟到几十分钟便可完成。

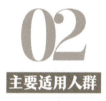

轻医美的适用人群是希望无痛、无创塑形，对美容具有强烈需求的20～50岁女性。

20岁以下的年轻人，由于身体尚在发育，加上本身肌肤功能都处于旺盛期，并不需要特别修复护理，所以不建议进行轻医美；而过了50岁，皮肤衰老退化，轻医美的美容效果会大打折扣，可能达不到预期效果。

25～30岁的年轻女性可选择光子嫩肤、注射肉毒毒素等项目改善肤色暗沉、面部细纹等肌肤状况；30~50岁的女性则可以选择注射玻尿酸等项目改善肌肤皱纹加深、皮肤松弛等肌肤状况。

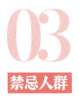

有严重过敏史的人群

　　有些轻医美项目会使用到化学药品，如果有严重过敏史或某些疾病，进行玻尿酸、肉毒毒素等注射类美容项目时可能会增加过敏风险，需先咨询医生。

光敏肤质的人群

　　部分人属于光敏肤质，易出现红肿、疼痛、色素沉着等症状，对于光电类项目治疗应谨慎。

有免疫缺陷、瘢痕病史的人群

　　如果患有相关免疫疾病、瘢痕体质、敏感肌肤的人群，或肌肤正在发炎、出现皮疹的人群在选择轻医美项目时需要慎重考虑。

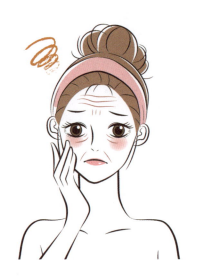

如何选择**轻医美机构**

很多人担心轻医美的安全问题，如果是不正规的轻医美机构或医院，可能存在伪造资质、使用假耗材等问题，所以如何选择安全有效的轻医美机构就是重中之重。

确认机构资质

通常情况下，轻医美机构的营业范围会有严格规定。选择轻医美机构时，要核查它是否具有相应资质，要注意查看该机构是否经过了卫生局批准，可以开展的轻医美项目有哪些。

一般正规的轻医美机构必须取得《医疗机构执业许可证》。

如何查验医疗美容机构的资质证明呢？我们可以通过国家卫生健康委员会官方网站下的"全国医疗机构查询"页面查验真伪。

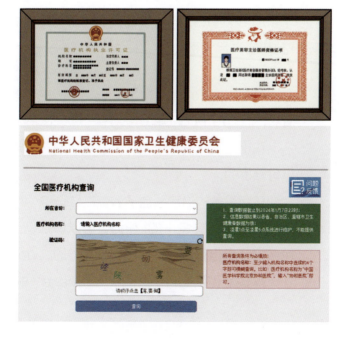

确认医疗设备是否正规

很多轻医美项目都是依靠先进的医疗科技设备来操作，因此在选择轻医美项目之前，尤其是对设备或材料有很高要求的项目，一定要先咨询了解医院或机构的医疗设备情况。

关于正规设备的真伪查验，首先可以查看产品的证书；其次可以在各品牌的官网或者公众号上扫码进行查询。一般机器上都会贴有二维码供查验真伪。

但实际上，仍有许多求美者因无法辨别仪器真伪而上当受骗。我们以常见的热玛吉项目为例，教大家如何辨别热玛吉设备的真伪。

如何辨别热玛吉设备的真伪？

热玛吉项目一直很火爆，市面上的山寨货也层出不穷，甚至还有回收二手治疗探头的，因此我们要学会辨别热玛吉设备的真伪。

第五代热玛吉相比第四代热玛吉更省时（节省约1/4的时间）、高效（能量发射更均匀）、舒适（疼痛感更轻），当然价格也更贵。此处辨别真伪以第五代热玛吉产品为例：

真的设备Logo会微微凸起，有3D的手感，不是平滑的，而且每个Logo尾端都会有一个"R"字的商标。

正版第五代热玛吉有开关按钮，有热玛吉的标识，是可触屏的。

正版设备的治疗头盒子上有二维码和"thermage"（热玛吉的英文名）的Logo，可以识别探头的真伪，包装盒子上也有"thermage FLX"的Logo。

探头上和侧面有明显的"thermage"的Logo。

显示屏的黑色屏下方中间有"thermage"的 Logo，且显示屏的黑色屏边四周宽度一致。

02 看治疗头

全新的治疗头外包装是塑料密封的，将塑料膜对着灯管面看，会有一点儿磨砂感，这是美国原装进口治疗头外包装的一个特点。

一个治疗头只能一个人使用，时效2小时。使用过的治疗头背部基础界面会有磨损。如果使用二手回收的治疗头容易出现烫伤和能量不稳定的情况。

第四代热玛吉一般是900/1200发，第五代是600/900发，少于或多于的发数都是有问题的。正版仪器只能配备真治疗头才能操作，所以一般真的仪器，治疗头也是真的。

03 看屏幕

正版的热玛吉开机后会显示第五代的相关信息以及网址，也可以查询。

如果安装了治疗头会显示发数。操作过程中，发数会不断地减少。如果说好打800发，医生只给你打700发，自己是可以看到的。

正版的设置键在右上角靠边，很多高仿设备会再靠近里面一点儿。正版设备有语言切换功能，检索日志可以查看以往操作记录。

04
看手具

操作手具的金属按键及头部的枪头卡扣都比较精细，仿冒品一般做工粗糙，细节上经不起考究。连接手柄的电源线从仪器出线口发出后分为两束，颜色呈浅灰色，负极片连接头为蓝色。

优先选大型医院或机构

通常情况下，大型知名医院或机构拥有更严格的管理，投入大，服务流程完善，配备的医疗设备、医护队伍也更加先进和优秀。

选靠谱的医院，可以登录国家卫生健康委员会官方网站下的"全国医疗机构查询"，里面收录了国内所有正规医疗机构名称以及医院的相应分级，如果查不到该机构，则该机构可能就是不合法的。

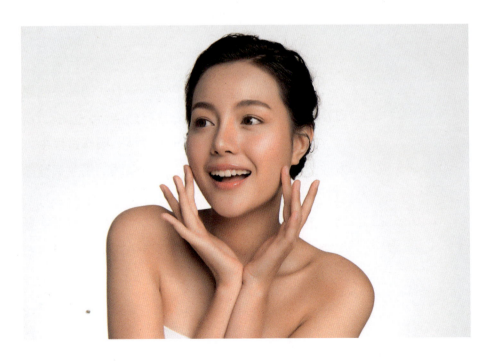

如果查询到该机构是合法的，那么求美者可再根据轻医美的医疗难度，来选择医院或机构的等级。全国医疗机构可以分为三级十等，最高是三级特等，最低是一级丙等。各项医疗操作技术根据难度和风险，从低到高被分为一级到四级。

注射美容一般被定为一级，三级手术要求在一级以上的医院进行，四级手术只能在三级医院开展。大部分私立医院都属于一级医院，可以进行大部分的医美项目，但如果是三四级医美手术，就要选择等级更高的医院了。

多了解患者实例

有些轻医美机构的宣传手段五花八门，求美者对于虚假或不负责的夸大宣传语一定要慎重看待，千万不要轻信。可以尽可能地先了解在该机构做过手术的患者实例情况，因为真正的案例才能反映出该机构的实力。

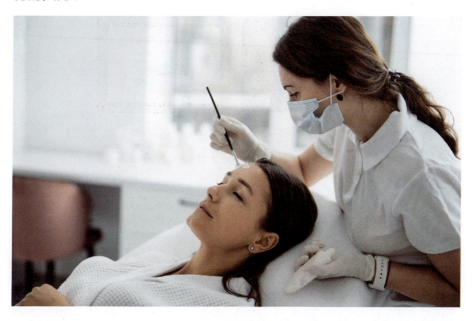

如何挑选**轻医美医生**

轻医美医生是决定轻医美效果的重要因素之一，挑选一名专业的医生是重中之重。

看从业资质

选医师时要注意查看其是否持证，以确保能够提供专业的轻医美手术服务。

轻医美医师需要拥有《医师资格证书》《医师执业证书》等相关证书。如果是做注射类轻医美，还需要确认轻医美医师是否具备注射美容类资格证书、医疗美容类培训证书等。外国的专家则应持有《外国医师短期行医许可证》。

求美者可登录国家卫生健康委员会网站下的"医生执业注册信息查询"进行验证。

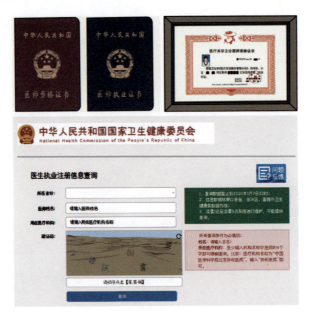

了解职业资历

　　优先选择那些从业经验丰富、技术熟练的轻医美医生。这些医生具有更好的专业技能，能够提供更优质的轻医美手术服务。

　　看医生的职业资历，不是单纯看广告页上的"院长、主任、专家"之类的名头，而是需要了解医生的真实履历。

　　很多求美者问：那我怎么去了解呢？其实仔细浏览该医生的履历即可，比如就读的学校、是否为硕士或博士毕业、在哪所大医院就职过、研究的方向是什么等。

　　如果还想"深挖"，可以去搜索他发表过的文章和获得的学术成就，虽然这并不能直接反映其临床实力，但是可以间接地体现其在相关领域的学术水平。

咨询相关案例或口碑

　　在选择轻医美医生时，了解该医生有哪些成功案例也是很重要的一点。可以面对面或线上询问医生案例相关经验，最好可以找到患者详细了解效果。也可以通过线上了解该医生的案例口碑，以此评估其技术水平。

　　在咨询相关案例时，除了了解成功案例外，还可以了解失败案例。

　　敢于分享失败案例的医生都是很厉害的角色，其实更值得信赖。这种医生能够在失败中总结教训，知道在哪方面需要进一步探索。

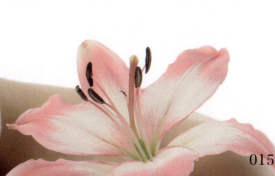

你可以参考以下问题"拷问"医生

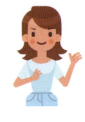

- 你认为我的情况中有不利于进行此项目的因素吗？
- 做这个项目，并发症的发生率是多少？
- 你操作过这个项目多少次了？
- 我可以看一些同样项目手术前后的对比照片吗？
- 有失败案例吗？
- 如果有失败案例，最后怎么修复的？
- 根据我的自身条件，我应该期待何种手术效果？
- 这个项目用的是哪种麻醉方法？
- 这个项目可能出现的风险有哪些？
- 这个项目全部效果将在何时显现？维持多长时间？
- 这个项目恢复期有多长？什么时候可以恢复正常的工作？
- 需要几次复诊？
- 这个轻医美项目的费用明细有哪些？
- 除了手术费用，还有其他额外费用吗？

优选专科型医生

现在对整形科医生的考核和培养模式，都在慢慢走向专科化。各项目都能操作的全能型医生也有最擅长的项目，应该优先看他擅长哪一科。尽量选择专科型医生，去医院咨询前多做一些功课，收集海量资料，了解清楚想做的项目哪个医生更擅长、口碑更好。

为什么要重视**医美咨询（设计）**

医美咨询（设计）在医美服务中的作用

　　审美需求的多样性与不确定性，决定了医美服务的复杂性。充分了解求美者的求美动机与审美偏好便成为医美服务成功的重要环节。医美咨询（设计）师是在医美服务中孕育而生的不可缺少的重要角色，是医学美容知识的"解说员"，是美容顾客的"规划师"，是美容医生与美容顾客的"翻译官"，其职业技能水平直接影响医美服务的质量和效果。

国家对医美咨询（设计）与就医引导服务有哪些具体监管要求

　　2023年5月，国家发布《关于进一步加强医疗美容行业监管工作的指导意见》（国市监广发〔2023〕22号），其中明确规定，"严禁无相应医师资质或者医学药学知识的人员在线上线下从事医疗美容诊疗咨询、就医引导服务或利用互联网发布医疗美容知识科普等涉医疗领域专业信息内容""依法加大对'医托''药托'的处置力度，查处商业贿赂，严厉打击违法开展诊疗咨询、就医引导的行为"。

　　相应医师资质是指具有美容外科、美容皮肤科、美容牙科、美容中医科专业执业医师和美容主诊医师资格；相应医学药学知识是指具有医学类学历并经过美容医学专业和医美咨询（设计）职业技能规范化培训的人员。

　　《关于进一步加强医疗美容行业监管工作的指导意见》已明文严禁非医务人员从事医美咨询与就医引导服务，相关从业人员必须具备相应资质，否则就是"医托""药托"，就是国家要依法严厉打击的对象！

如何辨别医美咨询师身份是否合法合规

正规医美咨询与就医引导服务人员必须具备可供查验的相关资质。为了贯彻落实市场监督管理总局等十一部门联合印发的《关于进一步加强医疗美容行业监管工作的指导意见》，充分发挥行业协会的宣传引导作用，增强医美咨询人员依法从业意识，提高社会公众对合规医美服务的辨识能力，进一步畅通投诉举报途径，发动社会力量推动形成对违法开展医美"导购"活动的共治合力，中国整形美容协会新闻中心建立了医美咨询相关从业人员"合规从业，码上验证"查验系统，将相关人员医学类学历、美容医学专业培训以及医美咨询师规范化培训"三证"联通，求美者只要通过对其胸牌、桌牌、公示栏等展示的二维码进行扫码，即可查询其"三证"备案信息，进行身份验证。

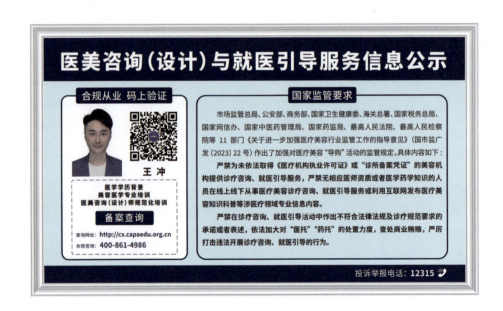

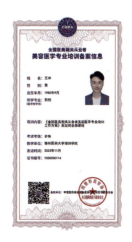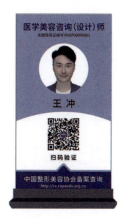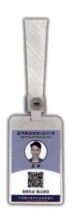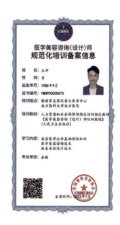

投诉违法提供医美咨询可以要求"退一赔三"

　　根据国家市场监督管理总局等十一部门的文件精神与监管要求，从事医美咨询设计与就医引导以及知识科普工作，必须具备相应医师资质，或者具有医药卫生类学历及美容医学专业知识，否则属于违法开展诊疗咨询、就医引导的行为，依法定性为"医托"或"药托"，属于国家严厉打击对象。

　　消费者如果遇到美容"医托"或"药托"，可向当地的市场监管、卫生监督等部门投诉维权。同时，《侵害消费者权益行为处罚办法》规定："经营者销售的商品或者提供的服务不符合保障人身、财产安全要求，且不能证明自己并非欺骗、误导消费者而实施此种行为的，属于欺诈行为。"为此消费者有权依据《中华人民共和国消费者权益保护法》，要求经营者"退一赔三"。

Chapter 2
紧肤抗衰，拒绝松弛

随着年龄的增长，

我们的皮肤不可避免地要走下坡路。

当发现皮肤开始变得松弛，变得没有弹性，

变得粗糙有细纹，变得下垂……

衰老就会一步步紧逼而来!

如何紧肤抗衰呢?

来了解轻医美界各种热门的抗衰法宝吧!

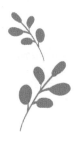

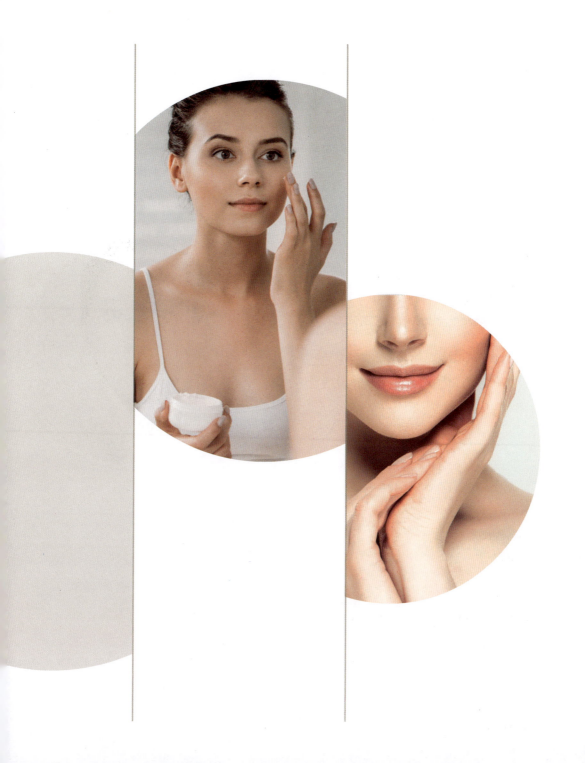

解析**皮肤**

皮肤的结构和功能

皮肤是由表皮、真皮和皮下组织、血管、淋巴管、神经、肌肉等组成的。

皮肤本身是一个免疫器官，也是构成人体的第一道防线。主要功能如下：

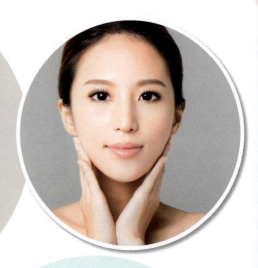

屏障功能

保护身体内的组织免受外界有害因素的损伤，另外也可以阻止体内水分、电解质及营养物质的丢失。

调节体温功能

通过血管、汗腺起到调节体温的作用。

感觉功能

皮肤内含有丰富的神经末梢，可感受外界的各种刺激，如触觉、痛觉、压觉、冷觉、温觉等。

分泌与排泄功能

皮脂在表皮与汗腺混合，形成乳化皮脂膜，能够滋润保护皮肤、毛发；皮肤通过出汗来排泄体内代谢产生的废物。

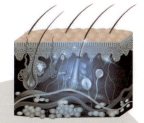

免疫功能

皮肤也是一个免疫器官，通过免疫细胞和免疫分子，参与人体的免疫活动，保障人体的健康。

吸收功能

皮肤能通过角质层、毛囊、皮脂腺和汗管等结构，吸收水分、药物、部分营养成分。

呼吸功能

通过毛孔进行呼吸，直接从空气中吸收氧气，同时排出体内的二氧化碳。皮肤的吸收氧量约为肺吸收氧量的1/160。

代谢功能

皮肤可参与人体内蛋白质、糖类、脂类、水和电解质的代谢，以保持人体代谢的平衡，晚上10点~次日凌晨2点皮肤代谢功能最旺盛。

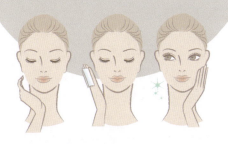

皮肤为什么会衰老

人终将会面临衰老，这是自然界不可逆转的生命规律。在衰老的过程中，皮肤变化是最明显的衰老迹象之一。那么是什么导致皮肤衰老的呢？

（1）皮肤自然衰老

随着年龄的增长，皮肤的汗腺、皮脂腺等附属器官功能自然减退，新陈代谢减慢，细胞和纤维组织营养不良，功能下降，分泌物减少，真皮内的保湿因子不足，皮肤的张力、弹性减弱，开始出现干纹。

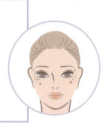

（2）物理因素

- 太阳的日常照射（紫外线等）或皮肤的过度暴露。
- 电离的辐射。
- 接触化学物质。
- 频繁滥用毒性大的药物。
- 长期寒冷、干燥的气候影响。
  这些物理因素均可加速皮肤的老化。

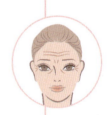

（3）生活习惯因素

- 护肤保养不当或不足，导致皮肤出现水油失衡。
- 频繁熬夜、抽烟、挑食，引起内分泌失调、营养缺乏。
- 用脑过度、情绪紧张、思虑过多、心情烦闷等精神刺激，会加速皮肤衰老。

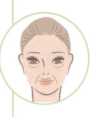

（4）重要器官功能减退

- 内分泌系统的失调。
- 甲状腺功能的减退。
- 卵巢功能的减退。
  重要器官的功能减退是导致皮肤老化的常见原因。

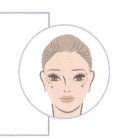

皮肤松弛老化的过程

　　人体皮肤出现松弛老化，主要是从富有弹性的波浪形肌底逐渐老化为扁平形肌底开始，具体表现为表皮老化、真皮老化和筋膜老化三个阶段。

　　表皮是我们皮肤最外的一层，表皮老化是人体皮肤出现老化的第一个阶段。

　　主要症状：表皮变薄，皮肤失去光泽、干燥、粗糙，出现细纹、表情纹、假性皱纹等。

　　主要原因：表皮细胞松散、弹性差，皮肤营养开始丢失。保湿力、免疫力、防御力均有所下降；紫外线辐射、污染物和自由基对表皮细胞的损害，导致细胞代谢和修复能力下降。

　　真皮位于表皮下，主要由胶原蛋白和弹性纤维构成，是维持皮肤紧致和弹性的关键层次。真皮老化是皮肤衰老的第二个阶段。

　　主要症状：皮肤干燥、粗糙，细纹、表情纹症状加重，出现鱼尾纹、法令纹等真性皱纹，下颌线模糊，皮肤失去弹性，并伴有局部凹陷。

主要原因：真皮中的胶原蛋白和弹性纤维继续丢失，使真皮层变薄，皮肤的弹性和紧致度都开始下降。真皮网状的结构形成凹陷，皮肤不再有弹性。紫外线辐射、污染物和自由基等因素也会加速真皮层的老化。

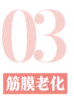
筋膜老化

筋膜是包裹在真皮下的一层结缔组织，有时也称为皮下筋膜或面部浅筋膜（与面部浅表肌腱膜系统相关），它为面部皮肤提供支撑，维持面部轮廓的紧致感。筋膜老化是皮肤衰老的第三个阶段。

主要症状：面部皮肤松弛、下垂，轮廓逐渐变形，出现皮肉分离的情况。

主要原因：皮肤最里层的筋膜层衰老后，皮肤失去弹性，导致松弛、下垂。紫外线辐射、污染物和自由基以及不恰当的保养方式、生活习惯均会对筋膜层造成损害，加速老化。

皱纹是如何产生的

皱纹的产生主要有以下几种因素：

生理因素

人到了中年以后，身体的新陈代谢变慢，皮肤内胶原蛋白逐渐丢失，就会产生皱纹，这是不可避免的生理因素。此外，还与疾病、遗传、内分泌、免疫等生理因素相关。

长期缺水

　　由于身体摄入的水分减少或长期处于干燥环境中，皮肤失水过多，导致干燥无弹性，就会出现皱纹。

缺乏营养

　　如果身体长期营养状况不佳，缺乏胶原蛋白等营养物质，也会产生皱纹。

表情因素

　　日常习惯性的面部表情会导致面部肌肉过度活动，从而促进皱纹的形成。具体来说，经常抬眉、皱眉容易产生额头纹和眉间纹；而长期处于生气或忧愁的情绪状态，也会使面部肌肉持续紧张，加速细纹和深层皱纹的生成。

不良生活习惯

　　经常熬夜、抽烟、过度紫外线照射、不适当的皮肤护理、洗脸水温度过高等不良生活习惯也容易产生皱纹。

皱纹也有很多种

当出现了皱纹，也不必每日闷闷不乐，激光、玻尿酸填充等轻医美方法都能达到去除皱纹的效果，且见效较快。想要获得最佳方案，首先要弄明白自己的皱纹是什么类型的。

体位性皱纹

这种皱纹是自然形成的，出生后就有。比如颈部皱纹的存在主要是为了颈部更好地活动。早期的体位性皱纹并不是老化的症状，只有逐渐加深、加重的皱纹才是皮肤老化的表现，需要及时干预。

动力性皱纹

面部表情肌与皮肤相附着，如果表情肌长期反复地收缩，就会形成动力性皱纹。比如抬头纹、眉间纹、鱼尾纹、口唇纹、法令纹等。这些皱纹在面部静止时可能部分减轻，但随着年龄增长和皮肤结构的变化，它们往往在静止状态下也会显现，成为持续存在的静态纹。

重力性皱纹

重力性皱纹主要是由于年龄增长后皮肤和肌肉松弛、弹性下降，加之长期受地心引力作用而形成的。如眼袋、上眼睑皮肤松弛、双下巴等。这类皱纹常见于中老年人，反映了皮肤下垂和面部轮廓变化的过程。

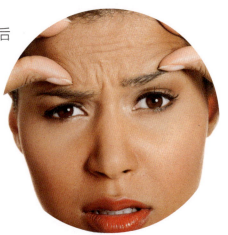

轻医美界的"三大法宝"

在"颜值时代""网红经济"等新风潮影响下，人们对自身长相和外表越来越看重，通过轻医美满足变美需求的方法主要侧重抗衰、面部填充、塑形、瘦脸等方面。而面部填充项目更是风靡多年，是日常皮肤升级医美护理的不二选择。

肉毒毒素、玻尿酸、胶原蛋白，堪称轻医美界"三大法宝"。

肉毒毒素

肉毒毒素的华丽变身

肉毒毒素（BTX, Botulinum Toxin），也被称为肉毒杆菌毒素或肉毒杆菌素，是肉毒杆菌在繁殖过程中分泌的毒性蛋白质，具有很强的神经毒性。根据毒素抗原性的不同，肉毒毒素可分为A、B、C、D、E、F、G共7种类型。其中，A、B、E、F为人中毒型别，C、D为动物的中毒型别。

肉毒毒素最早被用来作为生化武器，可以破坏生物的神经系统，使人出现头晕、呼吸困难、肌肉乏力等症状，后来才被医学界用来治疗面部痉挛或其他肌肉运动紊乱症。那么，可怕的生化武器是如何变为赫赫有名的美容手段呢？这始于1986年，加拿大一位眼科教授发现肉毒毒素可以消除眼部的皱纹，从而引发了医美史上的"BTX革命"。

肉毒毒素在医美行业的运用

肉毒毒素的主要成分为高度纯化的A型肉毒毒素。这种神经传导阻断剂能够麻痹肌肉，阻碍人体内的神经与肌肉之间进行信息传递，可以使肥厚的肌肉缩小，紧张的表情肌松弛。

肉毒毒素可以用来治疗肥大的咬肌，修饰大饼脸，具有瘦脸作用；还可以使腿部肌肉缩小，具有瘦腿的功能。

关于肉毒毒素的相关问题

正规的肉毒毒素品牌有哪些？

由于肉毒毒素具有神经毒性，因此受到国家严格监管。截至2024年9月，我国已获批的肉毒毒素包括衡力（1993年中国）、保妥适（2009年美国）、吉适（2020年英国）、乐提葆（2020年韩国）、思奥美（2024年德国）、达希斐（2024年中国）等产品。因此，在选择时要认准正规品牌，谨防使用假货、水货。

品牌	生产商	特点
衡力	中国兰州生物	衡力的弥散度相对较高，多用于瘦脸、瘦肩、瘦小腿等肌肉面积相对较大的部位，比用保妥适的性价比高。 起效时间：1周左右
保妥适 Botox	美国艾尔建（Allergan）	弥散范围小，价格相对较高。 起效时间：1周左右
吉适 Dysport	英国益普生（Ipsen）	不仅可以瘦脸、瘦小腿，还适用于由肌肉收缩牵动而造成的动态性皱纹，如鱼尾纹、眉间纹、抬头纹、法令纹、口周纹等。 起效时间：1~2天，起效时间短，维持时间长
乐提葆 Letybo	韩国四环医药	分子量为99.5%的高纯度900kDa蛋白质，能够降低让皮肤水肿的人血白蛋白成分，拥有更高的肉毒毒素浓度，更能达到相对较小的注射后弥散面积。 起效时间：1~2周

品牌	生产商	特点
思奥美 Xeomin	德国麦施美学	纯净型A型肉毒毒素，不含任何复合蛋白，不加赋形剂，除了不会因抗体的产生而降低其效果，还可进行常温运输和储存，常温保存可长达3年。适用于暂时改善成人中至重度"颈阔肌带"（颈部两侧出现的垂直带状突起）外观。 起效时间：1~2周
达希斐 Daxxify	中国上海复星医药	全球首款专利肽类长效A型肉毒毒素，不含人血清白蛋白和动物成分。适用于暂时性改善成人因皱眉肌或降眉间肌活动引起的中度至重度眉间纹。主要优势在于长效机制。 起效时间：1~2天，除皱效果的中位持续时间为6个月，最长可达9个月

肉毒毒素适合哪些部位？

　　眼角的鱼尾纹、皱眉的眉间纹等动态性皱纹可以通过注射肉毒毒素来解决。但是面部因非肌肉运动产生的皱纹，比如下眼睑的细纹、泪沟、鼻唇沟、额头的抬头纹等静态纹并不适合。这些皱纹都是因为皮肤当中原有的胶原蛋白、玻尿酸等营养的丢失而产生的，需要注射玻尿酸来填充解决。

　　面部最容易产生皱纹，而产生面部皱纹的主要原因是皮肤松弛，一般除皱部位主要在上面部和中轴线附近的部位，如额纹、眉间纹、鱼尾纹、鼻子上的兔纹等。

肉毒毒素有毒性，注射在人体安全吗？

　　用于医美的肉毒毒素经过提纯，属于剂量明确的产品。相比于以前的生化武器，已经稀释了几十万倍，毒性大大降低，是相对安全的。在通常情况下，成年人注射用肉毒毒素的极限承受剂量较大，而医美一般使用剂量在200单位以内，在正规机构使用正规的肉毒毒素产品，不发生药物过敏的情况下是非常安全的。

进行肉毒毒素注射必须使用正规的产品，如果使用了非法、伪劣的肉毒毒素，则可能对人的身体有害，甚至产生致命的后果。

肉毒毒素可以完全代谢吗？

可以完全代谢。注射后肉毒毒素大部分的放射性物质就会随尿液排出，剩下的毒素可由蛋白酶分解，然后分子成分通过正常代谢途径循环。

肉毒毒素注射会产生面部僵硬的感觉吗？

面部是表情肌的集中部位，如果在这里注射肉毒毒素，容易产生面部表情僵硬、不自然的感觉。

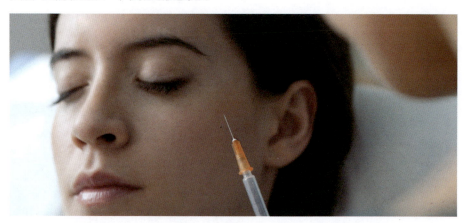

注射肉毒毒素瘦脸，打完针后会引发面部松垮、法令纹加深吗？

具体情况不一样。如果是年轻的人群，总体面部皮肤状况较好，注射咬肌后基本不会出现面部松垮；但40岁以上的人群，皮肤松弛明显，面肌弹性不足，咬肌大或面部脂肪量较多者可能引起面部松垮、法令纹加深的情况。

注射肉毒毒素多久产生效果？可以维持多久？

注射肉毒毒素后，除皱起效时间快，一般情况下3～7天就可以看到效果，1个月后效果更加明显。瘦脸效果需要1个月左右起效。3个月后神经肌肉连接重新建立，肌肉开始恢复运动，肉毒毒素的作用逐渐减弱，如果只注射1次，4～6个月后逐渐恢复原样。但如果追加2～3次注射，效果更持久。

此外，肉毒毒素效果维持时间还与每个人的生活习惯密切相关，比如剧烈运动、处于高温环境（汗蒸等）等都会加快肉毒毒素的代谢。

玻尿酸

皮肤保湿因子——玻尿酸

玻尿酸的学名为透明质酸，是一种高分子自然存在的聚合物，也是皮肤本身的天然保湿因子。玻尿酸具有特殊的保水作用，能携带自身500倍以上的水分，是目前发现的自然界中保湿性最好的物质，被称为理想的天然保湿因子。

玻尿酸在皮肤的真皮层中扮演着重要的角色，皮肤的弹性、光泽、饱满程度都取决于体内玻尿酸的丰盈程度和分布情况。它可以改善皮肤的营养代谢，使皮肤柔嫩、光滑，增加皮肤弹性，延缓衰老。不过，皮肤的玻尿酸从25岁以后就开始逐渐丢失，到30岁可能丢失近一半，60岁时几乎只剩下不到四分之一，这时肌肤的弹性基本丧失。

玻尿酸在医美行业的运用

天然玻尿酸的半衰期仅有1～2天，并不适合用于临床。用于医疗美容的玻尿酸是利用细菌发酵培养出来的凝胶，能够在皮肤组织内保留更长时间，并且具有填充塑形作用。

注射进皮肤内的玻尿酸吸水后体积不断增大，向周围产生膨胀压力，可以支撑周围组织，起到填充美容的效果。玻尿酸填充可以有效解决先天性凹陷、痘坑、细纹、顽固性皱纹等面部问题，也很适合皮肤缺水、角质层老化粗糙、皮肤失去弹性的人群。

关于玻尿酸的相关问题

玻尿酸有几种分子形态？

玻尿酸有小、中、大三种分子形态，软硬度各不相同。

小分子玻尿酸：侧重深层补水。分子量小，柔软，但具有强大的渗透能力，能以最快的速度渗透入皮肤深层，从而锁住水分，其携水能力可以达到自身的500倍以上。适合注射法令纹浅层、泪沟、嘴唇等表情丰富、对填充触感要求高的部位。

大分子玻尿酸：支撑力好，能定型，适合塑形，隆鼻，填充下巴和额头、深层皱纹及法令纹深层等部位。

在临床应用中，可以联合使用三种分子以达到更好的效果。

中分子玻尿酸：侧重软组织填充+祛皱。可以填充软组织，淡化或去除静态皱纹。

如何选择玻尿酸品牌？

市面上有很多玻尿酸品牌，该如何选择呢？首先，要选择口碑好的大品牌，如乔雅登、瑞蓝、伊婉等；其次，要查看待使用产品在临床使用上是否超过5年，要关注产品的长期安全性与有效性。

目前通过了NMPA（原CFDA，国家药品监督管理局）审批的玻尿酸品牌主要有：

进口　乔雅登（美国）、瑞蓝2号（瑞典）、瑞蓝·丽媞（瑞典）、伊婉（韩国）、艾丽薇（韩国）

国产　润百颜、逸美、海薇、舒颜、法思丽（台湾）、宝尼达

由于品牌不同，价格差距大，效果也不同，可根据需要综合考虑。目前疗效维持时间最长的玻尿酸是乔雅登的VOLUMA丰颜，可以维持2年。

注射玻尿酸疼不疼？安全吗？

· 注射玻尿酸时有轻微的疼痛感，一般在可以忍受的程度。尽量选择技术经验丰富的医生，可提高舒适度。

· 玻尿酸进入皮肤真皮层后会与细胞发生水合作用，随着时间的流逝逐步被人体吸收代谢。效果持续时间一般在6~18个月，为了获得更持久的效果，需要进行多次注射。

· 玻尿酸注射不易诱发免疫反应，填充后也可逆转，产生的不良反应远远小于其他人工合成的注射美容材料，因此是比较安全的。一般来说，长期注射高品质的玻尿酸对人体的伤害性不大。

哪些人不适合注射玻尿酸？

· 孕期或哺乳期女性。

· 年龄不满18岁者。

· 皮肤局部有炎症或感染者。

· 服用抗凝血药、肌肉松弛药剂、阿司匹林者。

· 曾经对羧酸衍生物有严重反应者。

· 有严重过敏反应史和异物过敏史者。

· 患有高血压、糖尿病等慢性基础病者，心、肺、肝、肾功能不好者。

常见不良反应有哪些？

　　注射玻尿酸通常出现的不良反应主要包括红、肿、热、痛、胀。玻尿酸有吸水性，注射后局部可能会有3～5天的肿胀期，一般不需特殊处理，很快会自然消退。

　　还有一些人可能会出现瘀青、毛细血管扩张、黑眼圈、红血丝、硬结、栓塞等不良反应，具体情况与医生操作、注射剂量、品牌差异、个人体质有很大关系。因此，一定要选择正规的医院、有资质的医生进行注射，切莫为了省钱省事而选择资质不全的小机构。

胶原蛋白

人体的弹力网——胶原蛋白

　　胶原蛋白是一种活性蛋白质，是人体含量最多、最丰富的蛋白质，约占皮肤成分的70%，遍布人体各大器官。

　　胶原蛋白构成的网状结构是支撑皮肤、维持皮肤弹性的重要结构，就如同弹力网一般，能更好地支撑起皮肤，缓解皮肤衰老和下垂症状。

随着年龄的增长，或受到紫外线、自由基的损伤，胶原蛋白的合成速度远低于其降解速度，胶原蛋白开始丢失。皮肤中胶原蛋白的持续老化、受损、断裂，导致真皮层网状结构疏松、萎缩、塌陷，使肌肤出现干燥、松弛、无弹性等衰老现象。约从25岁开始步入胶原蛋白的丢失高峰期，到40岁之后，皮肤中的胶原蛋白总量少于18岁时的50%。

胶原蛋白在医美行业中的运用

胶原蛋白填充是一种常见的医美技术，通过注射胶原蛋白来填充皮肤表面的皱纹和凹陷部位。

胶原蛋白能够促进皮肤细胞的再生和修复，加速伤口的愈合过程，减少瘢痕组织的形成，使皮肤恢复光滑、均匀，起到明显的淡化瘢痕和痘印的效果。

胶原蛋白还可以促进皮肤细胞的新陈代谢，增加肌肤的血液循环，解决肤色不均和暗黄的问题，从而收获更健康的肤色。

胶原蛋白具有良好的保水性，能够防止水分的丢失，使皮肤更加柔软、滋润。

胶原蛋白还具有抗炎作用，可以减少皮肤红肿、瘙痒等不适感，同时也能够提高皮肤的自我修复能力，改善敏感肌肤状况。

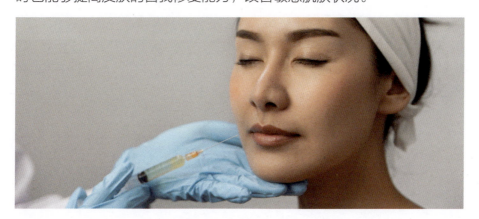

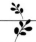

关于胶原蛋白的相关问题

胶原蛋白安全吗？会不会过敏？

目前市场上所使用的注射用胶原蛋白制剂都是动物源性胶原蛋白。注射用胶原蛋白利用特定的生物技术水解去除了短肽氨基酸序列，使其去除免疫原性，与人体有高度相容性。大部分人注射胶原蛋白都是安全有效的，但极少数人还是可能发生过敏，就好像有人对花粉、海鲜、鸡蛋等过敏一样。

禁忌人群

- 有严重过敏、自身免疫性疾病者，或有以上疾病家族史者。
- 对胶原蛋白过敏、利多卡因过敏者。
- 注射部位皮肤感染或过敏者。
- 正在使用抗凝药物、免疫抑制剂者。
- 注射过不明成分填充剂的部位禁止使用。

胶原蛋白可以完全代谢吗？

可以。胶原蛋白能被特定的蛋白酶降解。胶原的肽键一旦断裂，其螺旋结构随即被破坏而彻底水解为小分子多肽或氨基酸，小分子物质可以进入血液循环系统，被机体重新利用或代谢排出。

胶原蛋白注射效果维持多久？

胶原蛋白注射后即刻有效，4～5周内达到稳定效果，维持效果可达6～12个月，与注入的胶原蛋白品牌、填充体积、部位和个人机体因素及生活习惯有关。想要维持长久效果，在3～4个月时可以进行补充注射，累加的胶原蛋白可使年轻化状态保持得更持久。

肉毒毒素、玻尿酸、胶原蛋白的对比

项目	适合部位	优势	不足
肉毒毒素	主要用于瘦脸、瘦小腿；去除抬头纹、去除眉间纹等动态纹；矫正眉毛、嘴角下垂；下颌缘模糊；腋下止汗除臭	去除动态纹的绝对王者，目前无可替代	有可能出现面部僵硬，表情不自然；短时间内无法调整，靠肌肉自身缓慢恢复
玻尿酸	主要用于丰太阳穴，隆鼻子，丰面颊，去除法令纹，丰唇，丰耳垂等	性价比高，可调整，如果感到不满意，可以注射溶解酶进行溶解；侧重改善面部浅层凹陷和细纹，补充水分，去除静态纹，被称为"填充神器"	不太适合泪沟和眼周，注射不当，会出现馒化、栓塞等现象
胶原蛋白	可用于卧蚕、太阳穴、眉头、法令纹、嘴唇、鼻子、胸等部位，尤其适合用于眼周部位	侧重为肌肤补充营养，治疗因衰老引起的松垮下垂。相比肉毒毒素和玻尿酸，除皱效果更为自然真实	易过敏；起步门槛比较高；没有技术进行溶解，短时间内无法调整修正，只能依靠自身溶解

医美医生都在做的**抗衰项目**

激光除皱

原理介绍

　　激光除皱通过特定波长的激光作用于皮肤深层，能准确地控制汽化皮肤表层的深度，完成分层汽化、无碳化，从而刺激皮肤胶原再生，以达到除皱嫩肤的效果，无创伤，恢复快，对细小皱纹的去除效果最好。

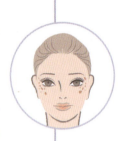

　　除皱的激光主要是二氧化碳激光和铒激光。二氧化碳激光主要用于深层皱纹的治疗，能够刺激胶原蛋白的再生和重组，改善皮肤弹性和紧致度；铒激光适用于浅层皱纹的治疗，更加精细和温和，对皮肤的创伤较小。

功效及特点

激光除皱主要有以下三个功效：

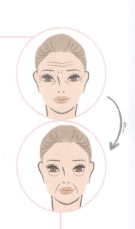

· 可改善面部皮肤松弛症状，去除深层皱纹，整体提升面部。

· 有效去除抬头纹、眉间纹、眼角纹、鼻唇沟纹、颈部皱纹、手部皱纹及妊娠纹等细小皱纹。

· 能淡化各种斑印、痘印、红血丝，去除黄气，并收缩毛孔，达到嫩肤、美肤和美白的效果。

激光除皱的特点：

· 治疗温和、无痛，无须麻醉，仅有轻微灼热感。

- 时间短，1次治疗约30分钟，无须后续护理，随治随走。
- 安全无不良反应，皮肤无破损，对组织不会产生任何创伤，不产生瘢痕，无色素沉着。
- 效果稳定，每个疗程5次，每次间隔1个月，效果可保持稳定2~3年。

适用范围及禁忌

适用人群

适用于超过35岁的人群。比如：

- 无明显皮肤松弛，但皱纹呈轻中度者。
- 有痘疤或色素沉着者。
- 皮肤开始出现松弛，眼角有细小皱纹者。
- 皮肤晦暗发黄、缺乏弹性、粗糙者。
- 青春期面部留下痘印瘢痕者。

禁忌人群

- 有糖尿病或高血压者。
- 妊娠期、哺乳期、月经期女性。
- 对光过敏者。
- 瘢痕体质或有皮肤炎症者。
- 曾用过胶原蛋白者。
- 有心脏疾病或装有心律调整器者。

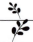
治疗后注意事项

- 治疗后可能会出现短暂的红肿反应，一般会自行消失。
- 治疗后48小时内避免使用刺激性化妆品。
- 痂皮脱落前治疗部位避免接触水，当天避免清洗治疗部位，让痂皮自行脱落，不得强行剥落。
- 痂皮脱落前不参加易出汗的剧烈运动，以免引起感染。
- 注意防晒，避免阳光直射，外出戴帽子、打伞，使用防晒产品。
- 1周内减少面部表情，避免汗蒸、桑拿，不要用力按摩治疗部位。
- 饮食清淡、营养均衡，忌烟、酒，不吃辛辣刺激食物。

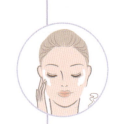

轻医美医生为你答疑解惑

激光除皱治疗疼不疼？

　　在激光除皱的治疗过程中，对皮肤有一定的刺激，治疗部位会有轻微的灼热感，但不会感到剧痛。

激光除皱有没有不良反应？

　　激光除皱基本没有不良反应，也不会产生瘢痕和色素沉着，无痛、无创，安全性很高。但若治疗前未做好皮肤检查，自身皮肤比较敏感，或者医生操作经

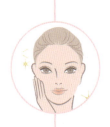

验不足，没有控制好热能，则可能会灼伤皮肤，局部出现疼痛、感染、发炎等不良反应。如果在正规医院由经验丰富的医生操作，一般不会有不良反应。

激光除皱效果明显吗？可以维持多久？

激光除皱1个月左右就能够看出很明显的效果。经过一个疗程的治疗后，皱纹平均可减少35%～55%，3个月后疗效达到最佳，效果比较稳定。5次是一个疗程，一次治疗时间约30分钟，每次间隔1个月，效果可以维持2～3年。

激光除皱有哪些优势？

· 激光除皱可准确控制磨皮的范围和深度。

· 激光穿透皮肤的能力比果酸要强很多，焕肤能力强于果酸。

· 可迅速改善肤质，紧致肌肤，改善毛孔粗大症状，让肌肤光滑、娇嫩。

· 激光产生的热能可封闭血管，使伤口干爽，减少感染风险，加快伤口愈合。

· 治疗时间短，无痛、无创、无瘢痕、安全系数高，可以快速投入日常工作和生活当中。

除皱针

原理介绍

除皱针又称注射除皱，指将有效成分注射至皮肤或者浅表肌肉组织，达到有效去除面部静态、动态皱纹，延缓皮肤衰老的目的。

注射的有效成分主要包括肉毒毒素、玻尿酸和胶原蛋白。肉毒毒素主要通过阻断神经冲动或暂时麻痹肌肉来去除动态性皱纹；玻尿酸和胶原蛋白主要是让皮肤饱满、有弹性，从而去除静态性皱纹。

功效及特点

除皱针的功效特点：

· 效果明显且持久，10天左右即可明显去除皱纹，多次注射更有叠加效果；相比口服和自体脂肪注射，维持的效果更持久。

· 属于微创，创口仅有针尖大小，基本无恢复期，不影响工作和生活。

· 经过专业医生注射，产品弥散度小，注射后表情更自然。

除皱针与激光除皱的功效特点对比：

· 激光除皱不仅仅是除皱，还可以对整个皮肤状态起到改善的作用。除皱针的目的主要在于减少皱纹或者是将皱纹填平。

· 激光除皱适合比较浅的皱纹。除皱针适合比较深的皱纹。

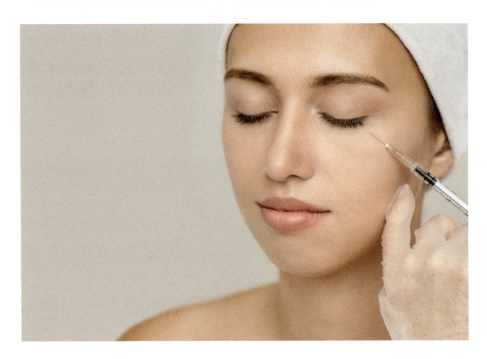

适用范围及禁忌

适用人群

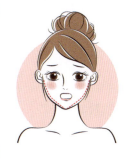

- 皱纹明显的人群。
- 表情肌过于活跃的人群。
- 面部松弛的人群。

禁忌人群

- 孕妇、哺乳期女性。
- 皮肤严重松弛者。
- 患有活动性肺结核、脂肪肝、肝囊肿、肝硬化、慢性肾炎、狼疮性肾炎、心律失常、心绞痛、心力衰竭等疾病者。
- 对除皱针制品中的任何成分过敏者。
- 对人血白蛋白过敏者。

治疗后注意事项

- 忌沾水：打完除皱针后，注射部位不要马上沾水，以免引起伤口感染，不利于皮肤伤口恢复。
- 忌立即化妆：保持面部的干净和卫生，防止出现术后感染的情况。
- 忌立即平躺：可能引起肉毒毒素倒流。
- 忌按摩：不要局部按摩，避免肉毒毒素扩散。
- 忌热敷：不要采取热敷的方式进行面部消肿，可能影响除皱效果，缩短维持时间。
- 忌辛辣、油炸类食物：可能会刺激皮肤局部伤口，影响伤口愈合。
- 忌抗凝血药物：如果服用阿司匹林等抗凝血药物，可能会加速体内血液循环，影响伤口止血。

· 忌氨基糖苷类抗生素：打完肉毒毒素后避免使用这类抗生素，比如庆大霉素、链霉素等，以免引发副作用。

轻医美医生为你答疑解惑

除皱针疼不疼？

注射后可能会感到轻微的疼痛、刺痛，或者是局部有麻木的感觉。但通常不会太强烈或持续太久，在一般人的承受范围内。

如果特别怕痛，可以提前跟医生沟通，在注射除皱针前可以使用局部麻醉霜来减轻不适或疼痛感。

除皱针多久起效？可以维持多久？

除皱针一般打完之后几天即可起效，因个人体质不同，有的人可能起效比较慢，但也不会超过1周。效果通常可以维持3~12个月，具体维持效果跟品牌、注射的剂量、个人体质、术后护理等因素有关。为了更好地维持效果，可补打几次。

长期打除皱针，会有耐药性吗？

除皱针是一种生物制剂，如果长时间频繁注射可能产生耐药性，因此要按照医生规定的时间间隔进行注射，尽量将除皱针的注射时间拉长，既可以保持良好的除皱效果，又不容易出现耐药性。

如果突然停止注射，皱纹会加重吗？

除皱针通过放松引起皱纹的肌肉来达到除皱的目的，所以不会出现因为停止注射而使皱纹加重的情况。

打完眼纹除皱针后为何出现了眼袋？

因为眼轮匝肌放松之后，失去了对眼袋的遏制。如果眼部注射肉毒毒素，建议采用微滴注射的方法，可以在抚平皱纹的同时，还不容易出现眼袋。

如何鉴别除皱针的真伪呢？

这里以肉毒毒素的常见进口品牌——保妥适为例。

检查药品包装盒

正规药品的外包装顶端和底部的激光标签及一次性胶水封口可以确保药品之前没有被打开过。

外包装上还有虚线折痕设计，防止二次利用。

盒身上有药品电子监管码，用支付宝等工具扫码可查询到药品相关信息，一盒一码。

检查药瓶

药瓶放在特殊设计的瓶垫中，可以全方位保护瓶身，减少运输途中的破损。

药瓶有360°彩色激光标签，不易被仿造。

撕开包装后会出现"USED（使用过）"字样，确保药品不被重复利用。

仿冒产品的特点

仿冒的产品一般包装粗糙，产品标识和信息不全。瓶子细长或者非正常规格，非紫色的瓶盖，瓶中产品有白色块状物及粉末。

可扫码查询真伪

用支付宝App扫描药品电子监管码，便可以清晰了解药品的生产批次、生产日期、有效期等数据，以及在正规渠道中的流向。

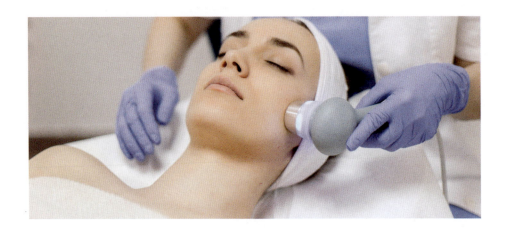

光子嫩肤

原理介绍

　　光子嫩肤通过采用特定的宽光谱彩光，直接照射于皮肤表面，穿透至皮肤深层，选择性作用于皮肤色素或血管，使目标组织持续升温，目标组织受热后会产生局部组织变化，从而达到脱毛、嫩肤的功效，同时还能刺激皮下胶原蛋白的增生。

功效及特点

　　光子嫩肤是见效最快的嫩肤方式。强脉冲光能迅速有效分解面部色素颗粒，刺激局部分泌更多胶原蛋白，抚平细小皱纹，紧致皮肤，提高皮肤整体质量。具体功效及特点如下：

　　减轻色素：强脉冲光的某一波段可以破坏皮下的色素，使多余的色素减少甚至消失，使皮肤白皙、颜色均匀，因此可以去除雀斑、老年斑、日晒斑、咖啡斑、外伤性色素沉着斑、冻疮瘢痕等。

治疗红血丝：光子嫩肤主要是用强脉冲光照射脸部，强脉冲光可被血红蛋白选择性吸收，然后产生光热效应，对局部扩张的红血丝起到改善作用。光子嫩肤对去除红血丝有明显效果，但需多次治疗，大约5次为一个疗程。

增加皮肤弹性：强光可作用于成纤维前体细胞，从而促进胶原蛋白的增生，增厚皮肤胶原层，使皮肤光滑细腻，增强皮肤弹性。

改善油性皮肤毛孔粗大症状：强光可抑制皮脂腺分泌，收缩粗大的毛孔，滋润皮肤，抵抗干燥。

光子嫩肤具有无创、温和、不留瘢痕、不需要住院恢复、起效迅速、效果好等特点。

适用范围及禁忌

适用人群

- 嫩肤：想要提高面部的细嫩程度，收缩毛孔、美白皮肤者。
- 色素性疾病：想要去除雀斑、黄褐斑、太田痣者。
- 除皱：想要改善细小皱纹，增加皮肤弹性者。
- 淡痕：想要减淡痤疮印等瘢痕者。
- 脱毛：想要去除多余毛发者。
- 血管性疾病：去除红血丝或改善毛细血管扩张者。

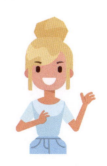

禁忌人群

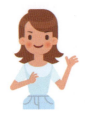

- 近期接受过阳光暴晒或将要接受阳光暴晒者。
- 光敏性皮肤及正在使用光敏性药物者。
- 近期口服异维A酸者。
- 妊娠期、哺乳期女性。
- 患有糖尿病、高血压、癫痫病、严重的心脏病、皮肤感染等疾病的求美者及瘢痕体质者。

治疗前后注意事项

治疗前注意事项：

- 治疗前1周不能做激光、皮肤磨削术、果酸焕肤等美容项目。
- 近期接受过暴晒者在治疗前需向医生说明，治疗前1个月内避免强烈日晒或室外SPA。
- 使用外用异维A酸药膏或者祛斑产品者，建议停药后咨询医生治疗方式。
- 治疗前需清洁面部，不能残留化妆品。

治疗后护理事项：

- 术后几天内避免用热水清洗，建议温和清洁皮肤。
- 术后应避免化妆，建议1周后再化淡妆，以避免对脆弱的肌肤造成二次伤害。
- 避免阳光直射，烈日外出时记得戴帽或打伞，选用安全性高且防晒效果佳的防晒产品。

　　光子嫩肤第一次治疗后，色斑颜色可能会加重，此时无须担心，一周内即可变淡。注意防晒，涂防晒霜（SPF≥15）。饮食上无特殊要求。光子嫩肤效果的维持与自身生活习惯和环境有密切的关系，如紫外

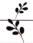

线的作用、皮肤的防晒等，因此应特别注意工作和生活状态的调整。

轻医美医生为你答疑解惑

光子嫩肤有没有不良反应?

光子嫩肤本身没有不良反应，是很安全的。光子不会伤害皮肤及附近的正常组织，大部分能量都被特定目标吸收，脉冲的方式能让表皮充分散热，以保证治疗的安全。

光子嫩肤治疗后皮肤会变薄吗? 会不会加速老化?

光子嫩肤治疗后皮肤不会变薄，也不会伤害皮肤角质层，对肌肤没有损伤。光子嫩肤不是简单地将皮肤角质层剥脱，而是将表皮的色斑去除。治疗时皮肤的结构发生了变化，使皮肤中的胶原纤维、弹力纤维都得到了恢复，因而不会加速皮肤老化。

光子嫩肤后皮肤发干是怎么回事?

刚治疗完后的热效应，使一部分皮肤内的水分丢失，皮肤会比较干燥，因此治疗后要给肌肤补充充足的水分，建议每天敷一张械字号的医用面膜，能起到舒缓镇定皮肤的作用，同时要使用乳液、面霜等做好保湿工作。

光子嫩肤的效果可以维持多久?

正常情况下，可以维持1~3年不等，因为每个人的肤质不同，光子嫩肤效果所维持的时间也是不同的。一般3~4次治疗后就可以达到嫩肤目的，不宜过于频繁，尤其是夏季，日照时间长，气候炎热，不适合进行光子嫩肤。

热玛吉

原理介绍

热玛吉是抗衰美容器械中的"扛把子"，能够让皮肤紧致，安全性高，无伤口。

与激光的选择性光热原理不同，热玛吉使用电波射频的技术，将电能转化为热能从而产生治疗作用。产生的热能作用于皮肤深层时，会造成热损伤，使胶原收缩，然后在皮肤细微损伤的基础上，促使皮肤深层组织生出新的胶原蛋白。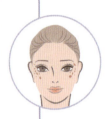

热玛吉射频的工作原理过程如下：

经过皮肤表层——进入真皮层——均衡灼伤细胞——使胶原收缩——产生新的胶原蛋白。

当然，这个新胶原蛋白产生的过程是需要时间的，因此热玛吉的美容效果通常在1个月后会显现得更好。

功效及特点

显著的美容效果，必备减龄神器：一次热玛吉就能够起到显著的美容效果，能够减少鱼尾纹、改善眼周皮肤松弛状态、提升眼周松弛的皮肤，淡化木偶纹、法令纹，有效改善皮肤皱纹、下垂等情况，使皮肤更光滑、更细腻，可以说是减龄的必备神器。

一次治疗，持续生效：热玛吉刚做完可呈现出10%左右的紧致效果。随着胶原蛋白的不断再生，皮肤紧致效果将在治疗后2~6个月内持续显现，6个月后达到巅峰效果，一般可以持续1年左右，很适合工作繁忙、无暇细心保养的人群。

穿透深度深，全层加热： 热玛吉的单极射频技术可穿透皮下4.3毫米，穿透深度深，可更有效地刺激胶原蛋白的收紧和再生。而且不同于其他抗衰设备只针对单一深度进行治疗，热玛吉3D全层紧塑治疗，可立体加热深层及浅层皮肤组织，均匀刺激胶原蛋白再生。

多部位治疗： 热玛吉的多个治疗头可治疗不同部位，如面部、眼周、身体等。同时也可用于上、下眼睑的非侵入性治疗。

安全性好： 热玛吉治疗头在接触皮肤的同时，冷气自动喷射，可以保护表皮不受热损伤。

治疗时间短，被称为"午餐美容"： 热玛吉的治疗过程非常快，加上前期准备，一般整个疗程操作下来也就2～3小时，几乎不需要恢复期。做完就可以立马投入正常的生活和工作当中，完全不影响日常生活。

适用范围及禁忌

适用人群

热玛吉适用于30岁至60岁的人群。主要用于紧致皮肤、改善肤质和提升面部轮廓。

禁忌人群

- 妊娠期、哺乳期、生理期女性对疼痛敏感，要避免做热玛吉。
- 患有各种皮肤疾病、免疫性疾病者。
- 装有心脏起搏器或除颤器者。
- 拟治疗部位内部有植入物者。
- 对电流及冷热敏感者。
- 患有严重心脏病、糖尿病、甲亢者。
- 手术伤口未愈合者。

做热玛吉前不要佩戴任何金属饰品，要确保面部清洁；治疗前3个月内有做过注射类轻医美或整形手术者，要提前告知医生，及时沟通。

治疗后护理事项

保持局部清洁卫生

由于热玛吉的"烤肉"原理，皮肤会出现泛红、肿胀现象，术后需要保持局部的干净与卫生，短时间内尽量不要频繁触碰、挠抓皮肤。

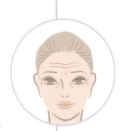

不要过早化妆

做完热玛吉，皮肤如果出现泛红、肿胀或色素沉着，建议皮肤得到恢复后再化妆。如果过早化妆，尤其是浓妆，化妆品可能会刺激皮肤，导致皮肤出现炎症感染。

清淡饮食，营养均衡

做完热玛吉，注意饮食清淡，但要营养均衡，减少油腻、刺激性食物的大量摄入。

做好保湿、防晒

在做完热玛吉治疗之后1个月内，可能会出现皮肤缺水、干燥的情况。因此，术后要特别注意补水和防晒，如果再配以水光针补水治疗，胶原蛋白再生重组的美容效果会加倍呈现。日常皮肤补水还可以选择以透明质酸为核心成分的医用修复系列产品。

不推荐治疗后冰敷

有时热玛吉治疗后会出现皮肤红肿的情况，有不少人会用冰敷来缓解。但冰敷可能会抑制胶原蛋白的生成，所以如果不是医嘱，不建议在家冰敷。

轻医美医生为你答疑解惑

热玛吉疼不疼？

在热玛吉的操作过程中，因为热能要直接作用于皮肤，对皮肤加热，因而皮肤会产生疼痛感。但第五代之后的热玛吉治疗时皮肤的疼痛感已经大大降低了！

热玛吉设备自带冷喷、冷却功能和振动功能，再加上治疗前会在皮肤表面敷麻醉药，这种"热""凉"交替，在对深层胶原蛋白有效加热的同时，又不会烫伤表皮，有效降低了疼痛感。

整体而言，治疗过程中会有些"木木"（麻醉药作用）、"凉凉"（治疗探头感）、"热热"（深层皮肤的灼热感）的感觉，即使偶有刺痛，也在大多数人的可承受范围内。如果是对疼痛敏感度比较高的人，治疗前做好心理准备，可以提前告知医生，适当降低治疗能量，减轻疼痛感。

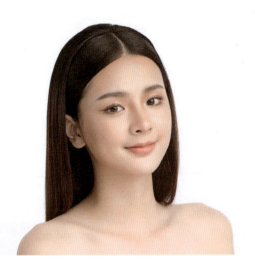

热玛吉有没有不良反应？

通常情况下，在正规医院做完热玛吉治疗后，出现不良反应的概率很低。即使有红肿、轻微疼痛、色素沉着、皮肤缺水等现象，也大可不必担心，基本属于皮肤受热的正常反应，一般数天后就会消失。

哪些部位适合做热玛吉？

热玛吉有多种探头，可针对不同的部位进行个性化治疗，包括面部、颈部、眼周、腹部、手臂、大腿、臀部等。

热玛吉的效果可以维持多久？

热玛吉单次维持效果也是因人而异的，如果年龄小、无不良生活习惯，效果自然维持得久一些；如果年龄偏大，或有不良的生活习惯，效果维持时间就会缩短。

做过近视手术的人能做眼部热玛吉治疗吗？

如果是飞秒/半飞秒等眼部手术，需要治疗结束半年后才能做。眼部热玛吉治疗操作时要佩戴眼盾，阻止射频传入。刚做过眼部手术的眼球不一定能耐受这种摩擦，需等角膜恢复好后再做治疗。

超声刀

原理介绍

　　超声刀的核心技术叫聚焦超声，它就像放大镜一样，将超声波能量聚焦于单个点，产生高能量，虽然皮肤表层毫发无损，但会以非侵入方式作用于浅表肌腱膜系统（SMAS），让SMAS层（皮下4.5毫米）遇热收缩，进而产生拉提的效果，同时刺激肌肤产生胶原蛋白，使皮肤提升的同时更加紧致。

　　除了整形美容领域，超声刀在外科手术中也被广泛应用，还可以用于产科、肝胆外科、泌尿外科、耳鼻喉科等领域。

功效及特点

提拉紧致：通过声波传导刺激皮肤胶原蛋白再生，改善皮肤出现的松弛和下垂症状，产生拉提效果，提升皮肤弹性，使肌肤更紧致、有弹性、年轻化。

调整面部轮廓：可以精准切割脂肪组织，调整面部轮廓，解决面部的不对称问题。

去除皱纹：能够解决面部皱纹的问题，让皮肤更细腻和光滑。

超声刀的特点如下：

非侵入性治疗：医美超声刀基本通过无创的方式进行治疗，无须手术，仅在皮肤表面产生微小的红斑，可以迅速恢复正常生活和工作。

高精准：医美超声刀可通过图像引导系统，直接地观察和控制治疗进程，精细调控能量释放和治疗范围，实现对细胞组织的精确修复。

高效迅速：医美超声刀的治疗过程不仅快，而且高效，一般只需数分钟即可完成整个治疗过程。

安全性较高：医美超声刀的治疗过程相对安全，不易造成治疗后感染或出现并发症。

范围更广，能量更高：相比热玛吉，医美超声刀的作用可以从皮下一直到SMAS层，造成的痛感也比较明显。

禁忌人群

- 妊娠期、哺乳期、生理期女性对疼痛敏感，应避免做超声刀治疗。
- 患有各种皮肤疾病、免疫性疾病者。
- 装有心脏起搏器或除颤器者。
- 拟治疗部位内部有植入物者。
- 患有严重心脏病、糖尿病、甲亢、晚期肿瘤者。
- 1个月内注射过肉毒毒素者。
- 痘痘严重发作期，具有传染性者。
- 面部进行过手术，伤口未愈合者。

太阳穴和眼部等神经丰富的部位不能使用超声刀。

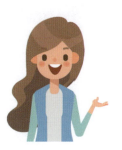

治疗后护理事项

保持局部清洁卫生

超声刀的治疗会对皮肤产生一定的灼伤，如果出现皮肤红肿的情况，需要保持局部的干净与卫生，尽量让红肿自然消退。

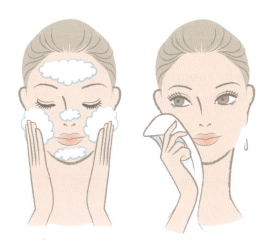

不要过早化妆

做完超声刀之后，面部皮下组织受到灼伤，免疫系统较为敏感，浓妆可能使皮肤出现过敏反应。建议1个月恢复期内不要使用功效性化妆品，更不要化浓妆。建议使用相对安全的药妆护理产品。

清淡饮食，营养均衡

注意饮食清淡，但要营养均衡，减少油腻、刺激性食物的大量摄入。

做好保湿、防晒

治疗后要特别注意补水和防晒，不能暴晒。日常皮肤补水可以选择以透明质酸为核心成分的医用修复系列产品，1个月内多敷面膜。

不推荐治疗后冰敷

有时治疗后会出现红肿的情况，如果冰敷可能会抑制胶原蛋白的生成。建议不要冰敷，让组织的热效应持续发生作用，美容效果会更好。

远离高温环境

治疗后1个月内不要进行高温桑拿、热瑜伽等，1周内勿用温度较高的热水洗脸，让面部远离高温环境。

不要按摩面部

1周内不要按摩面部，睡觉时建议平躺，避免面部朝下，不要挤压到面部，不做让面部出汗的剧烈运动。

不推荐吃胶原蛋白产品

有的人觉得，超声刀治疗就是促使胶原蛋白再生，如果再补点胶原蛋白，效果岂不是更好？大错特错！超声刀治疗可以使自身胶原蛋白再生，如果再大量额外补充胶原蛋白，可能会出现胶原变异的情况，反而引发超声刀的不良反应。

轻医美医生为你答疑解惑

·01·

超声刀安全吗?

超声刀医美治疗有FDA（美国食品药品监督管理局）认证，但在国内并没有通过NMPA的认证，所以公立医院是看不到超声刀医美项目的。那么，超声刀安全吗?

由于效果好，受到市场的追捧，一些正规、大型的医美医院是可以做美版超声刀的，安全性有保障。但因为没有认证批准，一些不规范的医美机构会存在山寨版超声刀，治疗的效果和安全性就很难保证。因此，选择超声刀项目前要认清机构的设备是正版还是仿版。

"美版超声刀"就是美国的Ulthera设备。需要1个月做1次的超声刀项目基本属于山寨版。真正的美版超声刀有1.5、3.0和4.5三个深度，可适用于脸部不同的皮肤厚度。做不到3个深度的，而且打不出均匀25点的设备均是山寨版超声刀。

·02·

超声刀有没有什么不良反应?

使用正版超声刀设备及在正规有经验的医生操作下，基本没什么不良反应。但若是使用山寨版设备，抑或在操作不当的情况下，可能会出现水疱、烧烫伤、凹陷、瘢痕等不良反应。

由于超声刀会在皮下SMAS层进行加热，从而起到提升与收紧作用，如果操作不当，会使面部运动神经受损，可能导致面部僵硬。

·03·

做了超声刀多久有效果？可以维持多久？

超声刀的效果"立竿见影"，治疗结束后就可以看到面部皮肤有显著的提升和收紧。随着胶原蛋白的再生重组，治疗后3个月左右效果最为明显。

正规医院的超声刀项目治疗完效果可维持8～14个月，如果日常护理和保养到位，效果可以维持1～2年。如果是山寨版的超声刀，维持的效果较短，需要两三次连续治疗，一个疗程维持2～3个月。

·04·

热玛吉和超声刀可以一起做吗？

热玛吉和超声刀都可以收紧、提升皮肤，可以一起做吗？

两者可以相互搭配，被称为"双波治疗""热超联合"。45岁以上的人群可以选择半年进行一次热玛吉治疗，半年进行一次超声刀治疗。

超声刀的治疗层次可达SMAS层，要避开神经丰富区域，多集中在软组织丰富的地方，以点和线的形式精确照射，作用更深、更精准；热玛吉的治疗层次在皮肤层的皮下层，可以治疗神经丰富的细小区域，以面的形式扩散，作用区域广。

两者同时做，点、线、面结合，好比"双剑合一"，取长补短，超声刀在点和线上发挥"钢筋"作用，热玛吉治疗则在面上发挥着"水泥"作用，可以起到更全面的抗衰、提拉、紧致的作用。

·05·

哪些部位适合超声刀？

超声刀适用于额部、脸颊等部位。

·06·

戴牙套可以做超声刀治疗吗？

因为热玛吉是通过射频来治疗的，操作时金属牙套可能会出现导电问题。而超声刀的原理是超声波直接作用到SMAS层，所以做超声刀时戴牙套没有关系，也不需要摘下身上的金属首饰。

·07·

注射过玻尿酸，可以同时进行超声刀治疗吗？

热玛吉、超声刀的治疗都需要对面部皮肤组织加热，这种高温可能会加速局部玻尿酸的降解，建议将两个治疗项目间隔开，比如间隔2~3个月。

如果玻尿酸是注射到骨膜层的，那么热玛吉、超声刀的加热作用对其影响并不大；如果玻尿酸是注射在皮下浅层的，那么热玛吉、超声刀的治疗就很可能导致玻尿酸的降解。

如果非要同时进行治疗，可以先做热玛吉和超声刀治疗，再注射玻尿酸。

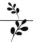

Chapter 2　　紧肤抗衰，拒绝松弛

超声炮

原理介绍

超声炮主要是利用超声波的能量，通过特定的探头精准加热皮下组织，真皮层，对皮肤进行非侵入性的紧致和提升。

不同规格的治疗头可以穿透到皮下不同深度的组织，进行针对性的治疗。

功效及特点

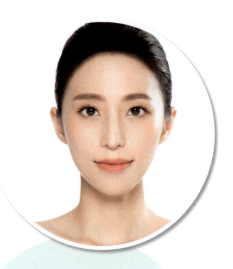

紧致肌肤：超声炮利用高强度超声波的能量，刺激皮肤胶原蛋白的再生，使皮肤变得更加紧致、有弹性。

淡化皱纹：超声炮能够深入皮肤底层，改善肌肤的纹理和色泽，从而达到淡化皱纹的效果，对法令纹、鱼尾纹等面部细纹的改善效果比较好。

改善肤质：超声炮能够促进肌肤的新陈代谢，加速血液循环，使肌肤更加健康、光滑、细腻，有光泽。

064

分层抗衰：SMAS层、皮下脂肪层、真皮层的分层精准抗衰。

疗效显著：超声炮做完即刻有效，1～3个月效果更佳。

安全舒适：独创大焦域及滑动扫描技术，组织叠加升温到55～60℃，不产生凝固变形点，不形成瘢痕粘连，确保安全和治疗过程舒适。

无创无停工期：治疗过程不损伤表皮，基本没有痛感；即做即走，没有恢复期，不影响工作和生活。

禁忌和治疗后护理

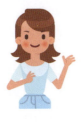

禁忌人群

- 皮肤正处在急性敏感期、急性痤疮期者。
- 接受完微创光电治疗2～4周者。
- 怀孕，患有糖尿病、心脏病者。

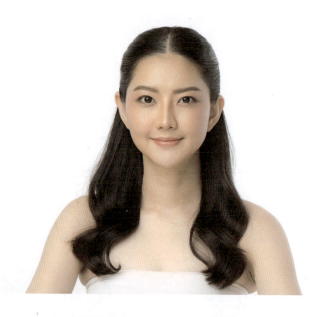

治疗后如何护理？

· 治疗后可正常护肤，一定要注意补水、防晒。

· 治疗后3天内不要泡温泉、蒸桑拿。

· 皮肤敏感者治疗后可能会出现红斑或丘疹，可进行冰敷或敷冷却面膜。治疗部位若出现触痛或酸胀感，属正常现象，3天左右会消失。

轻医美医生为你答疑解惑

超声刀和超声炮有哪些区别？

　　超声刀与超声炮都是通过高强度聚焦超声技术，将能量传递至皮肤组织的特定层次，达到刺激胶原再生及紧致的效果，但两者的适用范围及技术特点有所不同。

　　超声刀的能量强度更高，可通过超声可视化操作精准作用于筋膜层，有效实现筋膜的提拉。但同时治疗的痛感会十分明显，舒适度不佳，目前多用于面部与颈部的除皱治疗。值得注意的是，原版超声刀在国内并未获得相应资质审批。

超声炮的能量密度较弱，多用于皮下浅层的治疗，收缩真皮，刺激胶原蛋白再生，以改善肤质，消除细纹。体验感相对舒适，治疗便捷。

超声刀与超声炮效果的持续时间也不同。超声刀从皮肤浅层可加热至皮下组织层4.3毫米，加热体积更大，一次治疗就能够提供较长时间（1～1.5年）的效果。而超声炮作用区域较局限，仅特定层次的"点"状加热，且维持时间短，需要多次长期治疗。

如何辨别正版超声炮仪器？

以半岛超声炮为例。

看外观：正版的超声炮屏幕下方通常有半岛英文标识"Peninsula"，并且设备上有专属设备验证二维码，仿版的则可能缺少这些标识。

观察炮头的外观。正版的炮头颜色较鲜艳，接触皮肤部分为亮黄色薄膜，而仿版的可能是黑色或其他颜色，且按键部位颜色可能不同。

检查发数显示。正版发数直接在仪器上显示，字体为黑体，而仿版的数字显示可能模糊或杂乱，字体可能不同。

看认证：正版超声炮每一台机器都是有"身份"证明的，包含了机构、设备、探头和医生四个维度。可通过扫描仪器或治疗头上的二维码，通过半岛官网或官方公众号去查询，查看设备是否为正规渠道耗材。

看机构：超声炮一般情况下只有在正规有证机构才能使用，一般的生活美容和皮肤护理店都是没有使用资格的，所以在这些地方选择超声炮项目一定要谨慎！

Fotona 4D Pro无创面雕激光

01 原理介绍

Fotona 4D Pro无创面雕激光是用于全面部分层立体抗衰的激光设备，采用"内外联合、分层治疗"的4D治疗方法。

该系统包含2940纳米、1064纳米一深一浅双波长，Smooth Liftin、FRAC3、PIANO和Superficial四大模式联合治疗，可覆盖皮肤的浅层、中层和深层结缔组织，解决全层皮肤问题。

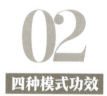

02 四种模式功效

Fotona 4D Pro无创面雕激光，是近年来医美行业的明星产品。名字后缀"4D"代表了四种模式。这四种模式利用的技术、作用的部位以及效果又有所不同。

Smooth Liftin无创黏膜快速收紧技术

通过串脉冲技术，间歇性加热的方式，精准控制口腔黏膜组织加热的温度，达到组织的快速收紧。口腔黏膜是最接近皮肤筋膜层的部位，该模式可以改善法令纹、唇周皱纹、嘴角下垂等症状，不仅能全面收紧皮肤，还能解决面部凹陷问题。

FRAC3三维立体点阵技术

该模式的效果主要是嫩肤、美白，改善肤色暗黄症状。通过微短脉宽选择性加热表皮及真皮层的靶色基和微小血管，重复多次进行全面部治疗，刺激皮肤分泌胶原蛋白，以此达到嫩肤、美白的效果，恢复皮肤的年轻状态。

PIANO超长秒级加热技术

独家秒级脉冲加热技术，发挥了脉冲激光安全、连续激光非选择性加热的优势，将真皮深层及皮下脂肪组织均质化加热，起到融脂、塑形、收紧的作用，可有效解决面部轮廓不清晰、皮肤下垂、双下巴等问题。

Superficial浅层微米焕肤技术

该模式主要作用于皮肤表层，通过专利的VSP可调脉宽技术，对表皮浅层进行冷剥脱，重塑表皮，去除皮肤表面的细纹。可起到淡化细纹、收缩毛孔、改善粗糙肌肤质地的焕肤作用。

Fotona 4D Pro无创面雕激光治疗过程不需要麻醉，体验感更加舒适，只有在治疗眼周时才会有轻微疼痛感，属于可以接受的范围。

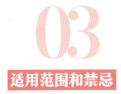

03 适用范围和禁忌

适用人群

· 因皮肤衰老面部变得松弛、下垂者。

· 想要抗衰，但又担心疼痛者。

· 面部法令纹、木偶纹比较严重者。

· 颈部肌肤松弛、有颈纹者。

· 眼周皮肤松弛下垂，有黑眼圈、眼袋和上眼睑下垂困扰者。

禁忌人群

· 治疗部位皮肤发炎或有过敏反应者。

· 治疗部位有开放性伤口没有愈合者。

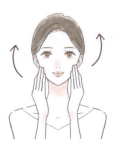

- 患有严重心脏病、糖尿病、甲亢、晚期肿瘤者。
- 治疗之前半年内面部曾经做过轻医美注射或手术者。
- 妊娠期、哺乳期女性。

04

治疗前后护理事项

Fotona 4D Pro无创面雕激光治疗是一项无创、无痛、无恢复期的治疗，一般治疗完只有少许的红肿反应，无须特殊治疗，很快就会消退。

治疗前

- 治疗前后2周都要避免强光直接照射，注意防晒。因为激光会被黑色素吸收，短期暴晒过的皮肤使用激光治疗时容易引起灼伤和返黑。
- 治疗前后1~2周避免使用去角质产品，激光设备会对表皮造成一些损伤，尽量保证表皮角质层的完整性。

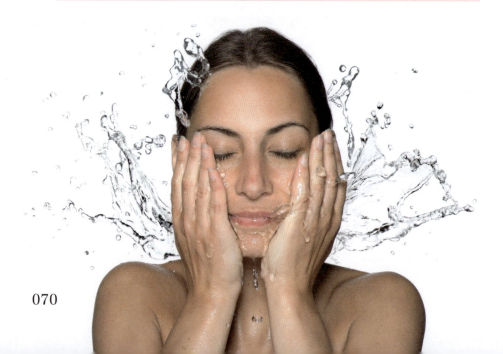

- 治疗后无须补水，可以洗脸、洗澡，当天不建议用热水洗脸。如果有小创口，最好是在结痂之后再用手沾水洗脸。
- 治疗后可敷无菌医用面膜补充水分。
- 治疗后的皮肤娇嫩，禁用含激素、重金属、酒精等刺激性物质的面膜、护肤品，不宜使用有祛痘、祛斑、除皱等功效的产品。
- 治疗后会有小闭口、轻微冒痘等症状，一般1~2周后就会消失。
- 治疗当天不建议化妆，一般第二天可以化妆。

治疗后

05

Fotona 4D Pro无创面雕激光效果多久呈现？需要多久做一次？

通常治疗后立即就会有面部轮廓收紧、鼻唇沟变浅、苹果肌上移等紧致提升的效果，治疗前后两侧面部可以看出明显的对比。1个月后会逐渐呈现全面的紧致提升效果，6个月时效果最佳。

该项目需要进行多次治疗。通常一个疗程需要3~5次，每个月治疗1次。

Fotona 4D Pro无创面雕激光真的有必要在口腔内治疗吗？

Fotona 4D Pro无创面雕激光的特点之一是通过口腔黏膜治疗达到内外联合治疗的目的。因为口腔内黏膜组织更接近筋膜层，用Smooth Liftin无创黏膜快速收紧技术更容易消除口周纹、法令纹等，达到皮肤收紧的效果。

Fotona 4D Pro无创面雕激光可以代替超声刀、热玛吉吗？

　　Fotona 4D Pro无创面雕激光的痛感极度轻微，但不能代替热玛吉、超声刀，可以互相补充，抗衰效果更佳。那么到底应该如何选择呢？通俗地说：

　　钱不充裕但时间充裕，可以尝试Fotona 4D Pro无创面雕激光；

　　时间紧，钱充裕，可以尝试选择热玛吉或超声刀；

　　时间和钱都充裕，可以多管齐下，既选热玛吉和超声刀，又选Fotona 4D Pro无创面雕激光进行有效补充。

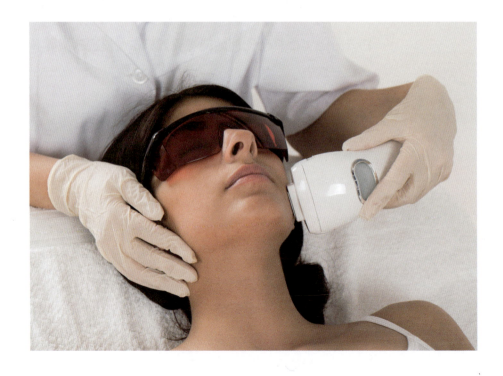

仪器	超声刀	热玛吉	Fotona 4D Pro 无创面雕激光
原理	超声聚焦原理	单极射频	激光
抗衰效果	深层提升、融脂塑形、淡化皱纹	紧实肌肤、胶原再生	提升紧致、融脂塑形、焕肤增亮
舒适度	痛感较明显	疼痛感比超声刀轻一点	疼痛感小
是否敷麻醉药	是	是	否
疗程	1~2次/年	1次/年	3~5次/年
维持周期	1~2年	1~1.5年	8~10个月
治疗深度	SMAS层、真皮层	真皮层	口腔黏膜、真皮层、表皮层、脂肪层
优点	作用层次深，提升效果好，是热玛吉和Fotona 4D Pro无创面雕激光都无法达到的抗衰深度	全层加热，不仅可以提升紧致，对皮肤质地也有所改善	作用广泛，紧致、提升、嫩肤，还有一定的融脂作用，效果是"广而缓"
缺点	目前进口的超声刀只经过FDA批准，没有经过NMPA认证，市面上冒牌货多，治疗效果参差不齐	对面部肉多的求美者提升效果不如超声刀	需要进行多次治疗，时间成本明显增加
费用	2万/次~6万/次	5代1.2万/次~3万/次	0.4万~1.3万/次

线雕

原理介绍

医美线雕又称为埋线提升，主要通过在面部真皮层植入医用线材，起到托高皮肤、改善面部轮廓和延缓衰老的效果。这些医用线材经过特殊处理，能够在组织内形成支架，使皮肤更紧致、更年轻。

医用线材分为许多种类，包括可吸收线材和非可吸收线材。可吸收线材通常用于托高眉弓、提升下颌线等，会逐渐被人体吸收，效果持续一段时间后会减退；非可吸收线材则更持久，效果可以保持较长时间，但不被人体吸收，一般不常用。

功效及特点

线雕的主要功效是肌肤抗衰和提升紧致。

轮廓塑形：可以做到全脸提升，提拉肌肤，有效改善苹果肌下垂、脸颊下垂、眼睑下垂症状，能提拉嘴角上扬，使下颌线更立体，重塑"V"脸。

去除皱纹：在眼角和唇部周围做线雕，可以去除眼角的细纹和唇角的木偶纹；在额头处做线雕，可以去除抬头纹。

抑制衰老：由于皮肤组织受到破坏，会促进胶原蛋白和透明质酸再生，起到抗衰紧致的作用。

改善肤质：促进血液循环，胶原蛋白再生，可以使肌肤饱满、更有弹性。

与传统的面部填充相比，线雕的特点如下：

省时省力：线雕不需要进行手术，整个疗程较为简单，恢复期较短。

自然立体：线雕能够使面部轮廓更立体、更自然，使人看起来更加年轻、有活力。

效果持久：线雕的效果通常可以保持1～2年。

适合范围和禁忌

适用人群

· 脸部下垂明显者

比如30岁以上，脸部脂肪多，肌肤弹性不足，出现了明显的松弛下垂情况，比较适合线雕项目。

· 只想微调整者

有些女性想要抗衰，但又惧怕大型医美手术，只想以微调整为主，可考虑线雕治疗。

· 法令纹、木偶纹严重者

线雕项目能很好解决脸部轮廓不清晰，法令纹、木偶纹明显的情况。

· 大小脸者

线雕非常适合天生大小脸、苹果肌下垂者。

· 其他抗衰项目无效果者

如果尝试过热拉提、热玛吉、Fotona 4D Pro无创面雕激光等项目，效果均不佳，可尝试线雕项目。

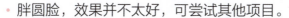

禁忌人群

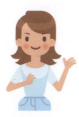

· 胖圆脸，效果并不太好，可尝试其他项目。

· 颧骨宽大突出、嘴巴前突、下颌角突出、国字脸等人群，线雕效果也不佳。

· 全身或面部有皮肤炎症者，因为线雕是在皮肤内进行有创操作，会加重皮肤病。

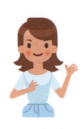

· 免疫功能异常者、血液性疾病等凝血功能异常者、正在服用会影响到血液凝固的药物者。

· 处于月经期、孕期或哺乳期女性。

· 对蛋白过敏体质者和瘢痕体质者。

· 感染或有慢性疾病者，线雕线材属于异源性物质，可能会导致感染，诱发哮喘、慢性肺气肿等慢性疾病。

治疗后护理事项

线雕治疗后可能会发生瘀青或肿胀反应，属于正常情况，一般1周左右可消退。

建议48小时内适当冰敷，72小时后可以适当热敷，但要避免过度冰敷或热敷导致的冻伤或烫伤。每次冰敷时间建议10～20分钟，间隔1小时。

治疗后24小时内不宜触摸、洁面、护肤；针眼不宜浸水，防止感染。

治疗后2周内禁止去角质、做面部护理。1周内使用面膜请选择械字号的无菌面膜。

治疗后2周内做好防晒护理，不宜按压治疗区域，不宜做夸张表情、大力按摩、游泳、汗蒸、桑拿、剧烈运动等。

治疗后1周内避免食用刺激性物品（烟、酒、辛辣食物）和易过敏食物（虾、蟹等海鲜类）。不吃过硬的、难咀嚼的食物，小口吃饭，少吃发物。

如有必要可口服抗生素、活血化瘀药物及抗过敏药物，以改善水肿及瘀青的情况，服药请遵医嘱。

治疗后2周～1个月内尽量保持仰卧睡眠，不要侧睡，以避免挤压治疗区域。

轻医美医生为你答疑解惑

·01·
做线雕疼不疼？

　　做线雕之前医生会给予局部麻醉，所以埋线时不会疼，但是麻醉失效后，面部会慢慢出现疼痛感。如果疼痛感不是很强烈，通常不需要采取特殊处理；如果疼痛剧烈，可以在医生指导下口服消炎药及止痛药。

·02·
哪些部位适合做线雕

线雕隆鼻
　　鼻子是目前线雕治疗应用较多的部位，通过应用不同种类的线材，可以适度地抬高鼻背、塑形鼻尖、缩窄鼻翼，达到增强鼻部立体感、优化鼻部美学单元的效果。但值得注意的是，由于部分非正规机构的不规范的操作及不合格、不恰当的线材使用，导致线雕隆鼻出现过大量并发症案例。此外，关于术式的争议也一直存在，所以应当慎重选择正规的医疗机构和专业的医生进行治疗。

全面提升
　　线雕可以做整个面部，可以提拉下垂的面部组织，去除抬头纹、法令纹、泪沟及口周纹等面部皱纹，紧致皮肤。

提升眉弓
　　线雕能做眉弓部位，可以达到提升眉弓、消除眼周皱纹的效果。

提拉唇部
　　线雕可以在唇部周围的皮下埋线，提拉唇角。

雕塑下巴轮廓
　　线雕可以消除双下巴，起到塑形的效果。

·03·

线雕的线是什么线

很多人比较好奇：线雕里面的线是什么线？安不安全？会影响表情与说话吗？

线雕的线一般分为可被人体吸收代谢的线材和不可吸收的线材，前者比较通用和安全。可吸收的线主要又分为动物蛋白线、PDO线（聚对二甲基羟己酮）、PPDO线（聚对二氧环己酮）、PLLA线（左旋聚乳酸）、PGLA线（聚乙丙交酯）。

动物蛋白线

这是最早期的线雕材质，主要从动物身上提取蛋白制作成线，价格低廉。但动物蛋白导致过敏的风险较高，如果是易过敏体质或对蛋白质过敏的人士，不建议使用动物蛋白线。

PDO线（聚对二甲基羟己酮）、PPDO线（聚对二氧环己酮）

是一种可全吸收的胶原蛋白线，源于新型材料，符合人体肌肤组织，可降低过敏率的发生概率，不良反应少，安全性高，目前临床应用最广泛。PDO线与PPDO线本质上的材料是一样的，可分为平滑线、螺旋线和锯齿线三大类，在身体内可完全分解成二氧化碳和水，对身体没有伤害。

其中，PPDO线是目前最先进的医用缝合线，价格较为高昂，是PDO线的升级版，最贴近人体肌肤组织，成分简单又纯粹，安全系数高，不良反应极低。

维持时间：PDO线的效果维持不超过1年，若在半年左右二次植入，则疗效可大大增加；PPDO线具有诱发胶原蛋白生成的效果，效果可持续两年。

PLLA线（左旋聚乳酸）

PLLA线是以PLLA（左旋聚乳酸）为原料的线材。PLLA是目前韩国整形市场上很火热的童颜针项目——Sculptra（塑妍萃）的主要成分，可以刺激自体胶原的生成，所以PLLA线也被称为童颜线。

维持时间：PLLA线的吸收速度较慢，一般需要2～3年才能被人体组织完全吸收，使用3个月后逐渐出现自体胶原的生成，约1年达到最佳效果。

PGLA线（聚乙丙交酯）

PGLA线同样是手术用的可吸收缝合线，但没有PDO线和PLLA线普遍，使用率不高。

维持时间：效果不如PLLA线和PPDO线持久，半年之后被皮肤吸收，之后效果尚能维持一段时间，约8个月后效果消失。

·04·

每两年都要重复做线雕吗？

前文讲过线雕的作用基本维持在1～1.5年，很多人问：如果想要继续保持效果，需要每两年就重复做吗？

通常不建议过于频繁地反复线雕治疗，如果效果不佳，可尝试其他项目巩固。除此之外，治疗后要注意面部保养，后期可以在某些部位少加几根线巩固。

·05·

线雕有哪些不良反应？

前文讲过线雕属于微创项目，可能会有一定不良反应，与医生操作方式、个人肤质、治疗部位等有重要关系。

※感染风险

线雕埋线需要多次穿刺皮肤，可能会将皮肤表面的细菌或病毒带入皮下，引起感染。一旦发生感染，因为是在皮肤深层，将很难处理。因此，线雕术后一定要口服抗生素，如果线雕材料、治疗场所、操刀医生并不正规，灭菌、无菌操作不严格，感染风险更大。

※线头外露风险

如果治疗后不注意表情控制，常大笑或脸部运动较大，可能造成不稳定的线向后迁移，会导致线头外露。这种情况需及时进行专业处置。

※表情僵硬风险

如果埋很多根线，可能会影响面部表情，会展现出面部不自然、不对称，甚至僵硬的状态。表情症状可能在治疗后立即出现，也可能在数日甚至数月后才逐渐明显，部分可以自行消退。

※面部塌陷风险

如果自身体内真皮层胶原蛋白不充足，受到埋线的冲击后，真皮层的胶原蛋白纤维层发生断裂，从而出现面部塌陷情况。

※表面凹凸风险

如果置入层次不是很准确，会有表面凹凸风险。置入过深可能会牵拉皮肤组织而产生凹陷，置入浅则可能造成皮肤表面凸起，甚至让人看到线的形状。置入较粗的锯齿线时，皮肤表面也会出现轻度的不平整现象。

※身体排斥风险

极少部分人做完线雕后会有身体排斥反应。大部分人只要进行正规治疗，一般很少会出现排斥反应。

* 拉皮除皱术

01
原理介绍

拉皮除皱术主要是一种针对面部皱纹和皮肤松弛问题的有创外科手术。当皮肤和筋膜（特别是覆盖面部表情肌的SMAS层）的松弛程度较高，轻医美项目（如激光、注射等）难以达到理想效果时，拉皮除皱术成为改善面部下垂和皱纹的重要选择。

拉皮除皱术分为大拉皮（全脸提升）和小拉皮（中下面部提升、MINI拉皮），手术需在全身麻醉镇静下完成。大拉皮切口较长，一般沿发际线和耳后开刀，通过把较大范围的皮肤和SMAS层剥离，及切除多余的组织以达到理想的紧致效果。可以有效提升和紧致全面部及颈部的皮肤。小拉皮主要针对中下面部轻度至中度的皮肤松弛问题，切口较短，剥离和切除的组织较少，相对于大拉皮，其提升幅度较有限，适合皮肤松弛程度不太严重的患者。

02
功效及特点

拉皮除皱术虽然风险大，但却是除皱术中效果最好的项目，比任何无创和微创项目的效果都更明显、更持久。

紧致皮肤： 通过将面部皮肤向上提拉，改善皮肤松弛和下垂情况，使面部肌肤更加紧致、有弹性，还可以去除法令纹等面部皱纹。

重塑面部轮廓： 通过拉伸和提升皮肤，使面部轮廓更清晰、立体和对称，提升面部整体的美感。

增加面部光泽： 将面部皮肤组织拉紧，以达到将皱纹展平、减轻、消除的目的，同时可以增加皮肤弹性、改善皮肤光泽。

拉皮除皱术的最大特点在于效果的长久性。

一般进行拉皮除皱后，1~6个月开始出现效果。皮肤表面的皱纹会逐渐减少、变浅，皮肤更光滑，富有弹性。大拉皮维持效果可达8~10年，具体因人而异。

03

适用范围和禁忌

适用人群

拉皮手术适用于35~60岁人群。

大拉皮适用于重度衰老、松弛赘皮明显的人群，主要表现为苹果肌下移、中面部下垂、法令纹加深、口角囊袋、下颌缘线条模糊等。

小拉皮适用于中度衰老、松弛下垂程度不算特别明显的人群，主要表现为眼尾下垂、苹果肌下垂、鼻唇沟变深等。

禁忌人群

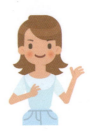

- 有严重器质性病变者。
- 有抑郁症等心理疾病患者。
- 有出血倾向及瘢痕体质者。

04

治疗前后护理事项

术前注意

- 手术需要全身麻醉，术前6小时不要进食，术前4小时不要饮水。
- 术前3天按医嘱洗头，每天2次。
- 术前最好将术区附近的头发编成小辫，方便手术顺利进行。

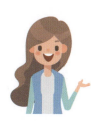

· 术前几周要停用阿司匹林、维生素E、丹参等药物，减少瘀斑和血肿的发生。

· 若近半年内有注射过玻尿酸、胶原蛋白等，请事先告知医师。

· 女性要避开月经期进行拉皮除皱术。

术后护理

· 术后应认真执行医嘱，防止并发症的出现，若出现并发症要及时就医。

· 一般术后均要包扎，并有引流条，3天内常观察，根据情况换敷料。若出现肿胀，可以冷敷缓解，3天后热敷促进恢复。

· 术后7~9天需拆线。

· 术后3天内以头高位静卧休息为佳。

· 术后要注意多休息，尽量少大笑、少说话、少咀嚼等，避免面部大幅活动，半个月内不做出汗的剧烈运动。

· 饮食清淡有营养，避免吃辛辣刺激、难嚼的食物，完全恢复好之前不要饮酒。

· 恢复期内注意面部防晒，不要蒸桑拿、泡澡。

· 恢复期内避免频繁地低头、弯腰及举重物，避免面部受到外力碰撞。

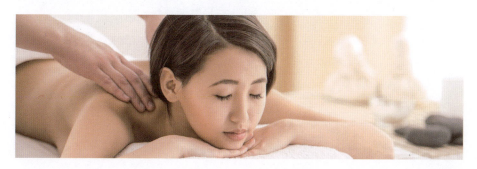

05

轻医美医生为你答疑解惑

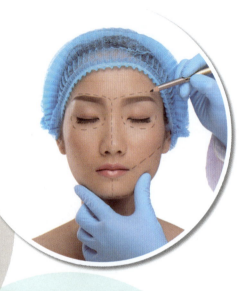

拉皮除皱术做完会影响面部表情吗?

适度拉皮并不会影响面部表情。但是拉皮不要一味追求紧致，找到黄金力线点，保护好面部表情，恢复后面部呈现自然的紧致感，可正常表达喜怒哀乐。

拉皮除皱术为什么不适合抑郁症等心理疾病患者?

患有严重焦虑症、抑郁症等心理疾病者，心理承受能力比较差，而拉皮除皱术的恢复期长，可能会加重焦虑和抑郁，不利于身心健康。

拉皮有没有不良反应?

　　拉皮需要手术操作，所以少部分人也可能出现不良反应，常见如下：

　　局部感染：若手术操作不当，或术后对创伤局部护理不当，加上部分人免疫力差，可能出现局部伤口感染的情况，引起局部红肿、疼痛等症状。

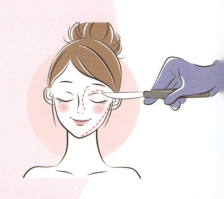

　　局部瘢痕：有些人的伤口比较长，可能会因缝合或张力问题引起局部瘢痕。

　　面肌瘫痪，口角歪斜：如果手术操作不当，可能因分离面神经产生一定损伤，从而引起局部面肌瘫痪。若下颌缘支面神经产生损伤，可能导致患者的口角出现歪斜。

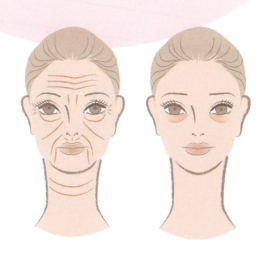

*筋膜悬吊术

原理介绍

筋膜悬吊术属于面部除皱手术中的一种，一般配合拉皮除皱术施行。面部老化治疗中有一个很重要的组织——SMAS层，它能使面部肌肉富有张力，起到中间传递的作用。

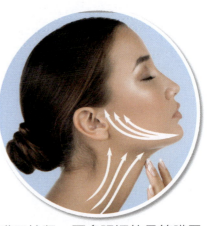

筋膜悬吊术的原理就是将筋膜层进行提升固定，利用错层愈合的理念，来达到紧致皮肤的成效。操作时切除多余皮肤的同时，把面部深层次筋膜层拉紧，更多强调的是筋膜层复位折叠，切口一般在头皮、耳部周围。

功效及特点

筋膜悬吊术对面部下垂有着不错的矫正效果，能够改善皮肤松弛症状，使皮肤变得更加紧致、有弹性。筋膜悬吊术的特点如下：

手术时间短	操作简单，切口只有1~3毫米，节约时间。
创口微小	损伤小，术后可能会产生局部轻微的肿胀，但很快就能恢复，比较安全。
安全性高	这种技术是对筋膜层开展提拉，不会损伤面部的神经系统。
效果持久	术后效果基本上能够维持3~5年的时间。

适用范围及禁忌

适用人群

筋膜悬吊术适用于衰老导致的面部皮肤下垂，主要针对面部皱纹较多、眼袋明显、面部肌肉下垂等状况。

一般适用于40～60岁、皮肤松弛的人群，但年龄较大或皮肤质量较差者在筋膜悬吊术后，一定要注重术后恢复。

禁忌人群

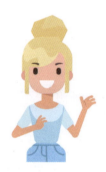

- 有炎症、感染者。
- 患有严重心、肝、肾、肺疾病及新陈代谢疾病者。
- 有心脑血管疾病、肝脏疾病、糖尿病、凝血功能异常及功能受损者。

筋膜悬吊术的具体操作步骤

- 需要麻醉：全麻或局麻，多数采用全麻。
- 切口设计：切口线设计一般在额发际内切口向下连续颞发际内切口，再向下连续耳前切口，转向耳后及耳后发际内。
- 切开：沿切口设计线切开皮肤，做三个1厘米长的纵行小切口。
- 皮下分离：沿皮下脂肪层进行分离。
- 浅筋膜提紧缝合：将面部浅筋膜向后上方提紧缝合。
- 皮肤提紧缝合：将分离的皮肤向后上方提紧，剪除多余的皮肤，然后缝合皮肤切口。

治疗前后护理事项

术前注意

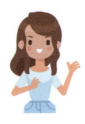

- 术前2周绝对禁止烟、酒，停止服用含阿司匹林等非甾体抗炎药。
- 女性要避开生理期、妊娠期和哺乳期。
- 术前3天遵医嘱清洁面部及头皮。
- 有重要器质性病变者、瘢痕体质者不宜手术。
- 有出血倾向者、局部皮肤有病症者不宜手术。

术后护理

- 术后1周之内，要保持创伤面的清洁和卫生，短时间内不要使创伤面沾到水，避免出现感染。
- 注意面部不要有太大的动作和表情，以免伤口裂开，影响手术的恢复和效果。
- 若切口结痂，不能用手抠除，应让其自然脱落。
- 1~3个月内不宜做面部按摩。
- 术后饮食要清淡，不能吃辛辣刺激或者海鲜类食物，避免伤口出现感染发炎。可以多吃富含维生素的新鲜水果和蔬菜，帮助身体补充所缺失的微量元素，促进伤口愈合。
- 恢复期间尽量不要熬夜，睡觉时保持平躺姿势，不要侧躺，避免使伤口产生压迫感，出现肿胀。可以将枕头适当抬高，减轻疼痛感。
- 面部禁用劣质化妆品和对皮肤有刺激的化学药物，保持面部皮肤的清洁。

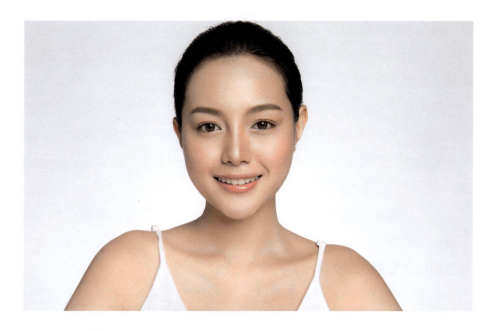

轻医美医生为你答疑解惑

拉皮除皱术、筋膜悬吊术的区别在哪？

　　传统意义上的拉皮是把多余的皮肤拉上去截掉，消除赘皮后，效果确实可以看到，但并没有从根源上解决问题。拉皮通常开口较大，需要去除很多松弛的皮肤组织，还要进行一定的皮下剥离，才能使组织提升。面部勒得过紧，就会不自然，耳垂会拉得越来越大。

　　筋膜悬吊术其实就是拉皮除皱术的升级版，在切除多余皮肤的同时，把面部深层的筋膜层拉紧，比只切除皮肤的效果要好。可是做完后，面部不是很平整，手术创伤大，并且维持时间与缝合线的耐久度有关。筋膜悬吊术需要对面部肌肉、软组织、筋膜组织及紧贴骨头的部位等进行不同程度的拉紧，所以对皮肤自身的弹性以及韧性要求非常高。

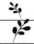

筋膜悬吊术跟线雕相比，区别在哪？

筋膜悬吊术也需要使用线进行提拉，但使用的线和线雕使用的线有明显的区别。

筋膜悬吊术使用的线相对较粗，质地光滑，会起到更好的提拉效果。

线雕只是简单地在皮下置入可吸收线，特别是倒刺线，以达到提拉面部的目的，效果仅可以持续1~2年。但筋膜悬吊术的效果至少能保持5年时间，比线雕效果好很多。

有轻微面部松弛且不适合进行线雕的人，可以选择筋膜悬吊术，但不建议全面部来做。

筋膜悬吊术主要分为哪几种？有什么区别？

按照手术方式的不同，筋膜悬吊术主要分为一字悬吊术、梭形悬吊术、0式悬吊术、环形悬吊术等。

一字悬吊术：主要解决前额皱纹与松弛的问题。切开额头正中的皮肤，用平板分离器将此层向前分离，直达眉毛上部和鼻子的根部，再使用小尖拉钩刀切开额头肌肉、皱眉肌、降眉肌，一边剥离一边止血，沿浅肌筋膜下向前分离，一直到鼻根部，从而解决眉间纹的问题。

梭形悬吊术：主要用于提升眼眉及面颊区域，用于去除鱼尾纹和法令纹，切口位于双侧太阳穴发际线以内，术后可被头发遮挡，是临床最常用的悬吊术之一。

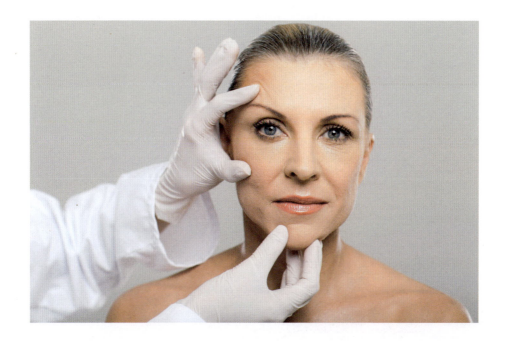

　　O式悬吊术：主要解决下半张脸的衰老松弛现象。适用于下颌角、嘴角下垂现象，或是面颊下方赘肉现象。操作是绕耳环形切法。

　　环形悬吊术：是拉皮除皱术的升华，可以进行筋膜的大面积提升。在头部上方，沿两边耳际做环形切口，不切断表皮、肌肉、筋膜，可去除较宽的多余组织。适合面部皱纹松弛较重的求美者，提升效果非常明显，可以有效解决面部松弛问题。

Chapter 3
美白祛斑，帮你重返少女肌

俗话说"一白遮百丑"，
美白祛斑、拥有白净少女肌，
是爱美人士孜孜以求的目标。
本章将为大家揭开轻医美界的美白大秘密！

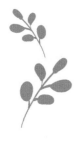

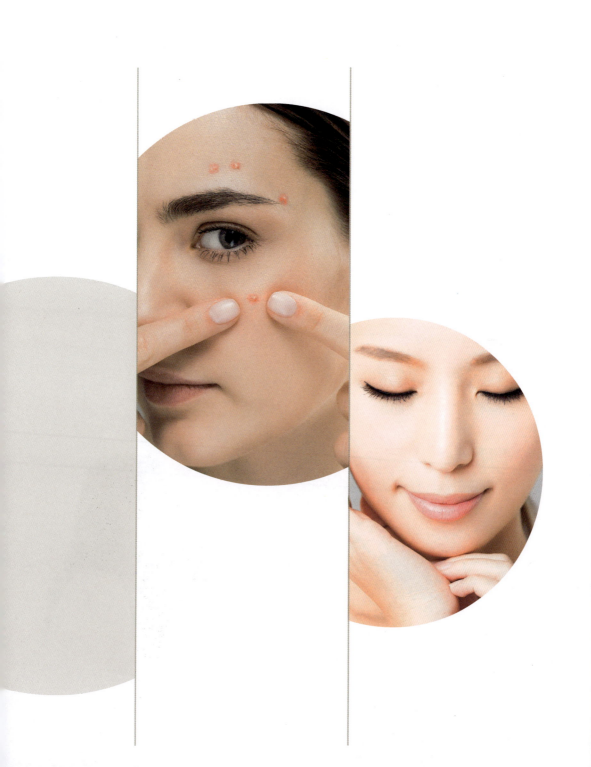

色斑、痘印，
让你的**颜值大打折扣**

色斑

如果脸上长了色斑，再精致的五官也要大打折扣，色斑不仅难以去除，还打击了自信，让很多女性备受困扰！那么，这恼人的色斑到底是什么呢？又该怎么治疗呢？

色斑指的是色素代谢性皮肤病，皮肤细胞在代谢过程中，面部皮肤局部出现过多的黑色素颗粒沉积，黑色素不断增加，进而出现褐色或黑色沉着性、损容性的深色块皮肤。

形成原因

诱发色斑形成的原因主要有内因和外因。

内部因素

女性雌激素会刺激黑色素细胞的分泌，如果内分泌失调就会形成不均匀的斑点。

如果女性长期压力过大，机体就会代偿性地促进分泌肾上腺素，皮肤所需的营养供应缓慢，色素母细胞就会变得很活跃。

另外，建议少用避孕药，药里所含的激素会导致色素沉着，出现斑点。

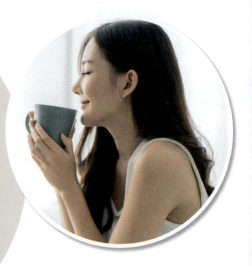

外部因素

主要包括紫外线照射、化妆品使用不当、不良生活习惯等。

如果长期在阳光下暴晒，紫外线会促使皮肤产生黑色素，导致皮肤老化，引起黑斑、雀斑等色素沉着问题。

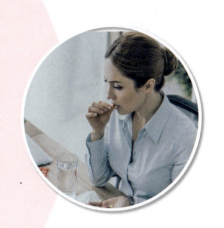

使用一些过期或劣质化妆品，会导致皮肤铅、汞等金属中毒。此外，过度洗脸也会破坏皮肤屏障，引起皮肤过敏、炎症，进而聚集黑色素，出现色素沉着的问题。

长期熬夜、饮食偏重口味的人，更容易出现色斑的问题。

类型

根据色素沉着原理的不同，色斑又分为雀斑、黄褐斑、老年斑、晒斑、病理性色斑五大类。

雀斑

雀斑是一种常见于面部的褐色点状色素斑，受雌激素影响，多见于女性。该类型具有一定的遗传倾向，属于常染色体显性遗传。刚出生时不明显，随着年龄的增长、日晒的增多，雀斑逐渐开始显现出来，多于面部两侧的颊部和鼻头上出现褐色小斑点。可选择皮秒、点阵激光等光电类项目进行治疗。

黄褐斑

黄褐斑也称为肝斑、蝴蝶斑，是发生在面部的色素沉着斑。这种类型的斑可以说是最难打败的"敌人"，多由女性内分泌失调、怀孕生育、各种疾病、体内缺少维生素、外用化学药物刺激等引起。可选用药物和皮秒等激光相结合的方式治疗。

老年斑

老年斑又称老年疣、脂溢性角化病，是中老年人群中常见的一种良性皮肤病。老年斑的颜色比其他色斑更深。早期可选择皮秒、光子治疗等非剥脱性光电类项目，深而大的老年斑则需要点阵激光、铒激光等剥脱性光电类项目。

晒斑

晒斑又称为日光性皮炎、急性日晒伤，是皮肤接受强烈光线照射引起的一种急性、损伤性皮肤反应。如持续的紫外线照射、干燥、感染等刺激，会导致皮肤的色素增加，其深浅与光线强弱、照射时间、肤色、体质等有关。治疗可选择非剥脱性光电类项目，然后使用光子嫩肤作为进阶治疗补充。

病理性色斑

这种类型的色斑并不是原发的，而是其他重大疾病在皮肤上的外在表现。比如出现网状青斑可能是患上了结节性多动脉炎；蝶形红斑是系统性红斑狼疮的外在表现；牛奶咖啡斑是神经纤维瘤病的外在表现。这类色斑的治疗应该溯源疾病，先治疗原发病。

治疗方案

现在治疗色斑的医美项目有很多，大家可以根据色斑的类型、个人需求进行选择。

药物治疗

药物治疗主要针对色斑的成因，干扰和抑制黑色素的合成，以减少皮肤色素沉着。比如黄褐斑要配合保肝药物（谷胱甘肽片、维生素C、氨甲环酸等）进行美白治疗；晒斑要多补充维生素C；病理性色斑治疗，具体要咨询专业医生。

外科治疗

化学剥脱法

化学剥脱法是一种化学灼伤处理方案，就是将剥脱类的药物涂抹在皮肤色斑处，产生化学反应，使表皮浅层组织缺血、结痂、脱落，再长出新的表皮组织，从而达到治疗色斑的目的。根据色斑的性状，可采用不同的药物及用药方式对剥脱深度进行控制，一般可分为浅度剥脱、中度剥脱和深度剥脱。

冷冻法

冷冻法主要是采用低温技术，对色斑处的皮肤组织进行处理，使其形成内外冰晶，令皮肤脱水、皱缩，从而发生坏死，经历变白、结痂、脱落、恢复，以此达到治疗目的。

物理治疗

物理治疗主要包括激光、光子、E光这三种治疗技术。

激光治疗

利用激光的选择性光热效应，将高强度的辐射能量作用在色斑的组织颗粒上，将其汽化、击碎，再通过淋巴组织排出体外，从而去除色斑。

光子治疗

光子治疗利用激光仪器产生的脉冲光子能量刺激皮肤黑色素颗粒，使其崩裂并被代谢出体外。

光子祛斑方法可利用多光谱不同颜色光，通过调节激光能量，解决不同的皮肤瑕疵问题，达到更突出的嫩肤效果。其中波长较长的光子，还能刺激肌肤的胶原纤维和弹力纤维重新排列增多，增加皮肤弹性。

E光治疗

E光联合了光能和热能两种技术，因此又被称为双极射频。E光可以被水吸收，也可以被血红蛋白吸收，具有去除色斑的效果。

痘印

痘印在本质上仍是瘢痕，是痤疮处理不当或痤疮损伤皮肤后形成的瘢痕或色素沉着等后遗症的俗称。

那么，痘印是如何形成的，又该如何治疗呢？

形成原因

严重的痘印多源于青春痘后遗症，一般情况下，如果青春痘护理得当、感染控制良好，愈合后是不会留下痘印的。出现痘印，多由护理不当所致，比如不合理地抠痘、挤痘，滥用劣质药物，导致感染加重，皮肤损伤严重，无法恢复正常。还有一些痘印源于某些严重性痤疮。

类型

痘印可分为血液型红色痘印、色素型黑褐色痘印和瘢痕型痘印。

红色痘印和黑褐色痘印若护理得当，通常会随着时间慢慢变淡，甚至消失，但若护理不当就可能长期存在。而瘢痕型痘印，就是我们俗称的"痘坑"，则很难自行消退。

血液型红色痘印：此类痘印又叫痤疮后红斑，发生于痤疮炎症未完全消退时，由皮肤中存在扩张的毛细血管所致。

色素型黑褐色痘印：此类痘印又叫痤疮后色素沉着，外观呈暗沉的棕褐色，是痤疮造成皮肤损伤后，皮肤释放出的黑色素所致。防晒不当会加重黑褐色痘印的颜色。

瘢痕型痘印：此类痘印又叫痤疮瘢痕，多由中重度痤疮所致，因为较重的脓疱、结节、囊肿性痤疮或痤疮反复发生损伤皮肤的真皮层，便会形成瘢痕型痘印。瘢痕型痘印又分为萎缩性瘢痕、增生性瘢痕和瘢痕疙瘩。

治疗方案

治疗痘印、痘坑，一般需多种方法联合应用，比如外科治疗、自体脂肪填充治疗、物理治疗、注射治疗等。

外科治疗

包括手术治疗和皮肤磨削术。手术治疗适合严重的增生性和凹陷性痘印。而皮肤磨削术就是通过磨损皮肤，修复表皮内基底细胞核靠近基底层的棘细胞及其他皮肤组织来治疗痘印。

自体脂肪填充治疗

就是将人体腹部、臀部、大腿等脂肪较厚部位的脂肪，用湿性真空吸脂的方法吸出，处理成纯净脂肪颗粒，注射填充到有缺陷的痘印、痘坑中，适合面积小、痘坑形状规则、周围皮肤较好的凹陷型痘印、痘坑。自体脂肪填充治疗损伤最小、最高效，不仅可以有效改善皮肤形态，还能明显地改善肤质。

物理治疗

包括光电激光治疗、微晶治疗、冷冻治疗。

光电激光治疗：用激光照射皮肤产生光热效应、光化学效应、压强效应、电磁场效应、生物刺激效应，使皮肤痘印处的受损组织热解、汽化，或震碎成微小的碎片，被吞噬细胞吞噬并排出。比如点阵激光适用于平坦而多灶的痘印，光子嫩肤和皮秒适合红色、黑色瘢痕性质的痘印。

微晶治疗：微晶技术是采用现代电子调节控制，并结合喷砂技术喷出极小微晶，利用微晶体的棱角对皮肤痘印部位进行磨削，形成新创面，将病变组织吸走，达到磨削皮肤的目的。这种技术适用于重症、大面积的痘印瘢痕治疗。

冷冻治疗：冷冻治疗是利用低温，对病变组织进行低温处理，使之坏死，从而达到修复痘印的目的。

注射治疗

注射胶原蛋白：在凹陷的痘印、痘坑处注射胶原蛋白，可以抚平凹陷痘印。

注射玻尿酸：将经过高度纯化的玻尿酸注入皮肤当中，与皮肤中的透明质酸融合，填补软组织缺损，使凹陷的部位隆起，达到修复目的。

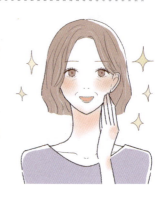

医美医生也追捧的**美白项目**

果酸换肤

原理介绍

果酸即 α-羟基酸（AHA），是从水果、酸奶、果酒中提取的一系列 α 位有羟基的羧酸。果酸换肤通俗讲就是现在流行的"刷酸"，又被称为"化学脱皮"。

果酸换肤的原理就是使用高浓度的果酸进行皮肤角质的剥离，可控性地更新角质，促进真皮层内弹性纤维增生，促进皮肤新陈代谢，有效改善肤质。

功效及特点

果酸为水溶性，渗透力强，作用安全，易穿透角质层被皮肤吸收，可促进表皮细胞的新陈代谢，改善毛孔粗大状况，消除皮肤皱纹，保持皮肤湿润，对抗皮肤老化。

可以改善油性皮肤、痘痘肌

皮脂腺分泌过剩，毛囊上皮异常角化，导致油脂、脏东西无法代谢、排出。果酸能解决皮脂腺增生导致的出油过剩和毛孔堵塞问题，从而抑制痤疮形成，是改善油性皮肤、痘痘肌的利器。

改善色沉、色斑等

果酸换肤可以使带有色素颗粒的表皮层和真皮浅层剥脱，进而改善色沉、色斑等皮肤问题。

消除表浅性凹陷痘印

高浓度的果酸可以促进真皮乳头层胶原再生、表皮再生，达到消除表浅凹陷性痘坑、凹陷瘢痕的目的。果酸换肤对浅层痘印有较好疗效，但需经多个疗程治疗。

改善毛孔粗大状况，提亮肤色

果酸换肤可以通过抑制油脂分泌来缩小毛孔，有效改善肤质，提亮肤色。

改善皮肤老化状况，消除细纹

果酸换肤可以有效去除多余的角质，促进胶原再生，使真皮层增厚，消除细纹。

果酸换肤的特点

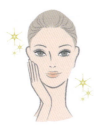

- 操作方法成熟、安全，仪器设备不会特别昂贵，价格比较优惠。
- 治疗时间短。果酸换肤的治疗时间一般在10~20分钟。
- 效果好，不易反弹。一般不会对皮肤造成太大的损伤，而且也不会导致皮肤出现凹凸不平的情况，因此不会出现反弹的现象。

适用范围及禁忌

适用人群

- 青春痘、粉刺较多者。
- 有表浅性青春痘瘢痕者。
- 眼角、口角有细纹者。
- 颈部、胸部、手臂有细纹者，皮肤老化者。

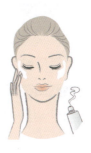

禁忌人群

· 做果酸换肤前经皮试，对所要使用的果酸试剂过敏者。

· 换肤部位有过敏性皮炎或细菌、病毒感染性皮肤病（如单纯疱疹病毒、寻常疣）者。

· 有免疫缺陷性疾病者。

· 在6个月内口服过维A酸类药物者。

· 正在口服抗凝药者。

· 近期做过手术，有正在愈合的伤口，或接受过放射治疗者。

· 6个月内局部做过冷冻治疗者。

· 妊娠期、哺乳期女性。

· 有炎症后色素沉着或色素减退病史者，需跟医生做好沟通。

治疗后注意事项

果酸换肤的术后护理很重要，护理不好会导致更深的色素沉着，令皮肤变黑。

· 1个月内应避免晒太阳，不能使用防晒乳液，也不能戴压面部的帽子和口罩，避免色素沉着以及形成压痕。皮肤恢复正常后，可以涂抹防晒乳液。

· 果酸换肤后若在24～48小时内出现皮肤肿胀现象，可用冰敷缓解。

· 治疗后的1～7天，每天只用清水洗脸，以毛巾拍干，避免用力搓揉皮肤，并使用药膏或营养面霜护肤，直至皮肤恢复正常。1周后，可温和清洁脸部，勿用力擦拭，以免刺激皮肤。

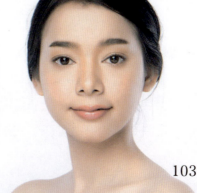

轻医美医生为你答疑解惑

果酸换肤的流程是什么？

果酸换肤前要先做皮试，通过后才能治疗。

以甘醇酸为例，用特殊清洁剂洗净面部皮肤后，医生将高浓度的甘醇酸（20%~70%）按照额头、鼻子、脸颊、下巴的顺序均匀涂抹于患者面部，数分钟后喷上中和液，终止甘醇酸的作用，之后再冰敷以减轻皮肤疼痛及发红的状况，接着涂上营养霜即可。治疗时间一般在10~20分钟。

果酸换肤的疗程需要多久？

在接受果酸换肤后，皮肤需要1周左右的时间才能完全恢复正常，在此期间要特别注意护理。

一般而言，需要多次的换肤治疗才能达到不错的效果。每次换肤间隔2~4周，使用果酸的浓度及时间也会逐渐增加。

果酸换肤疼不疼？不良反应有哪些？

在换肤治疗的过程中，患者会感到有些刺痛，治疗后2天内会轻微发红、疼痛。

果酸换肤在通常情况下是安全的，但也会有一些不良反应。皮肤可能会感觉刺痛、烧灼、发红、紧绷和敏感，个别患者皮肤会出现轻微水肿、浅表结痂和脱屑，1周后症状逐渐消失，直至恢复正常。若有结痂，绝对不可以抠，等待自然脱落。即使治疗后没有脱皮也一样有效果。

刷酸会让皮肤变薄吗？

很多人担心刷酸要剥脱旧角质层，会让皮肤变薄，从而变成敏感肌。其实大可不必担心，在规范使用的前提下，皮肤不会变薄，因为我们的皮肤有自我修复和新生的能力。

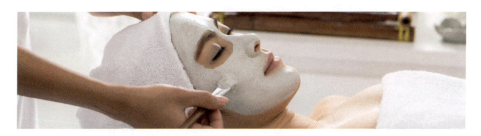

果酸换肤会刺激表皮细胞再生，增加真皮中的弹性纤维，让皮肤变"厚"，更光滑、更富有弹性。但果酸换肤应听从医嘱，忌频繁刷酸。

可以买果酸自己刷吗？

有些人觉得刷酸方法挺简单的，其实也不是自己想刷就能刷的。

首先，果酸换肤需要专业医生进行面诊，看看到底适不适合刷酸，如何选酸、浓度多少、需要刷多久、后续如何治疗等，这些专业问题都要由专业医生去判断。

其次，如果自己在刷酸过程中没有保护好眼睛、鼻周、口角等敏感部位，可能会出现不良反应。而且刷酸的过程中还要密切观察皮肤的变化，什么时候需要中和、结束治疗，都需要一定的治疗经验。

最后，果酸的浓度有严格要求。如果自己买弱酸来刷，达不到很好的效果；而过高浓度的果酸又可能引起不良反应。

果酸换肤会导致皮肤过早老化吗？到底能不能长期使用？

正规的治疗不会让皮肤过早老化，但不建议长期使用果酸换肤。一般是2～4周治疗一次，在连续6～8次治疗，皮肤状况明显改善后，可以延长治疗间歇，或根据皮肤状况再决定后续的治疗间隔。后期护理也可以选择低浓度家居护理型酸产品来做疗效的巩固与维持。

如果经过1～2次果酸换肤的治疗之后，皮肤不仅没有变得更好，反而更糟糕、更敏感，应立即停止刷酸，去皮肤科就诊。

点阵激光

01 原理介绍

点阵激光又称像素激光，是用激光在皮肤上均匀地打上微细的小孔，每一微小光束对组织来说都是一个微小创伤，这种微小创伤足以启动组织的再生修复功能，继而引起一连串的皮肤再生反应，达到紧肤、嫩肤及收缩毛孔的效果。

与传统的激光相比，点阵激光改变了光的发射模式，每一个脉冲激光发出来的作用点都是由数百个微激光脉冲组成的。点阵激光比传统激光照射的点更细微，相当于把一个点分成数百个更细微的点；点阵激光治疗更精确、均匀，而且只会覆盖有问题的皮肤组织，正常皮肤不受影响，可以使皮肤复原得更快，效果更好。

02 功效及特点

点阵激光可以称得上是"磨皮神器"，可以消除皱纹，收缩毛孔，去除痘印、痘坑、色斑，嫩肤，等等。它对黄褐斑、色素沉着、肤色不均匀、肤质不良、毛孔粗大、细小皱纹、浅表瘢痕等肌肤问题都有效果。

收缩毛孔：点阵激光可以促进皮下的胶原蛋白细胞快速生长，分解毛孔里面的垃圾、毒素，达到收缩毛孔的目的，尤其对T区有明显效果。

治疗痤疮、瘢痕、凹陷型痘坑：点阵激光治疗能够达到皮肤修复重构的效果，可以解决脸上的痘坑、瘢痕、痤疮等肌肤问题。

去除色斑：点阵激光还能够将皮肤底层的黑色素细胞分解，使其随着人体的代谢排出体外，去除浅表色斑，增加皮肤弹性及光泽度，起到美白、嫩肤的作用。

消除面部表浅皱纹、妊娠纹：点阵激光能够消除细小皱纹，紧致肌肤，增加皮肤弹性。

皮肤损伤修复：点阵激光可以促进皮下胶原蛋白再生，恢复皮肤的弹性、光泽度，特别适用于面、颈、胸和手部的烧伤、烫伤等皮肤外伤引起的皮肤受损。

点阵激光的特点

波长长

与传统激光相比，点阵激光的波长更长一些，能到达皮肤真皮深层，激发损伤部分的真皮组织进行修复，使真皮产生更多的胶原蛋白并重新排列，达到嫩肤效果，让皮肤变得更加具有弹性。

安全性高

点阵激光治疗采用的是点阵激光系统，利用该激光在皮肤上产生大量微孔，起到融脂的效果，这些微孔创口特别细微，能在治疗后1天内闭合，肉眼也难以看见，很少出现渗液、出血和感染，安全性极高。

个性化治疗

点阵激光治疗可以根据个人需求，定制个性化治疗方案。治疗的时候，微孔的直径与深度都可调节。相比于其他激光治疗，只有点阵激光的治疗范围可实现5%～100%的调节，并且单次治疗就可产生显著疗效。

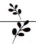

适合全面部治疗

点阵激光穿透力强，创伤性小，可以确保点阵微孔覆盖均匀，有效避免了光斑重叠，最适合用于全面部治疗。

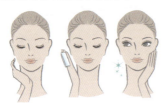

恢复期短

点阵激光治疗产生的创伤很快就会完全愈合，可以洗脸、洗澡。约3～7天，小白点处的痂皮就会脱落，皮肤恢复正常。内部的胶原再生却可以持续6个月，甚至几年。

03

适用范围及禁忌

适用范围

点阵激光治疗适用于身体的各个部位，包括治疗痤疮瘢痕、淡化色斑、修复手术瘢痕等创伤性瘢痕，也可以用于解决黄褐斑、皱纹、松弛和老化等皮肤问题。

禁忌人群

· 敏感肌人群：点阵激光的光能强、光束密集，治疗时会使用麻醉药，敏感肌的人可能会引发红肿、瘙痒等皮肤问题。

· 皮肤病人群：点阵激光可直接抵达真皮层，若患有银屑病、白癜风、红斑狼疮等皮肤病，很可能会引起牵连反应。

· 瘢痕体质人群：点阵激光会对皮肤表面造成创伤，瘢痕体质者容易形成明显瘢痕，影响美观。

· 出血性疾病人群：有紫癜、血小板异常的患者可能会诱发疾病或加重原有疾病。

· 光敏感人群：如果光敏感人群使用点阵激光治疗，光照射区可发生红斑、荨麻疹，严重者可出现鳞屑斑。

· 特殊人群：点阵激光治疗会产生创面，生理期、妊娠期的女性身体敏感，皮肤脆弱，免疫力差，容易受到病菌侵扰，引发炎症。血糖控制不佳的糖尿病患者、精神病患者等都不适合使用。

· 接受过化学剥脱术、磨削术和其他整容手术的人群。

· 服用过维A酸的人群：维A酸可能会与点阵激光治疗相互作用，导致皮肤不适。

04
治疗后护理事项

注重防晒

点阵激光治疗后，皮肤状态会下降，皮肤内的水分受到紫外线照射会蒸发，可能引起表皮干燥起皮、发红瘙痒等炎症，还会加重色素沉着。

保持创面清洁干爽

即使点阵激光治疗产生的创口非常细微，但若皮肤创口有组织液渗出，也应及时涂抹修复药膏，促进创口愈合。皮肤结痂后，可使用棉签蘸清水或者生理盐水来清洁创面。

加强补水

点阵激光治疗后，由于皮肤屏障受损，皮肤保湿能力下降，会出现干燥紧绷感，可多补充水分，多喝水，使用医用舒缓修复面膜。

饮食清淡、有营养

因为刺激性食物会刺激神经，影响细胞生成，色素含量较高的食物会导致色素沉着，因此，应尽量避免食用辛辣刺激的食物和色素含量较高的食物，饮食宜清淡、营养宜均衡。

剥脱性点阵激光和非剥脱性点阵激光的区别在哪里？

剥脱性点阵激光——效果和风险并存

治疗会引起真皮层的部分剥脱，形成点状损伤区，能够刺激真皮层的胶原再生和表皮层的再生，使皮肤变得更紧致、有弹性。它适用于解决深度皮肤损伤、痤疮瘢痕、痘印痘坑、深层皱纹等问题，能够显著提高皮肤质量，同时也需要一定的修复时间和恢复期。

初次治疗即可有明显效果，持续时间长，一个疗程为4～5次，每次治疗间隔期为30天，1个月左右可以恢复正常。

优点：表层剥脱较强，使胶原蛋白再生的能力较强。

缺点：因为表皮受损较重，产生色素沉着的概率比较大。常见不良反应有水肿、红肿、结痂等，均为表皮组织受损，也有可能出现色素加深，引发瘙痒感染等问题。

非剥脱性点阵激光——效果弱，不良反应小

主要通过热凝固的方式产生作用，可以对表皮组织进行冷却，不会产生汽化孔，避免短时间内升温对皮肤造成热损害，因此组织的损伤较轻，恢复过程较快。它更适用于皮肤角质层较薄的人群，可以改善皮肤松弛、细纹、色素沉着等症状。

优点：恢复期短，不良反应小，术后炎症反应轻，色素沉着概率低。

缺点：强度不高，效果弱，需要经过5～8次治疗才有较好的效果。

黄金微针

原理介绍

黄金微针是射频类医美项目的一种，因为治疗头的微针表面有一层金色薄膜，所以被称为黄金微针，主要由微针的探头、射频的能量、点阵激光的分段式技术组成。针对身体的不同部位，分别配备三种不同的针头，属于三合一的仪器。

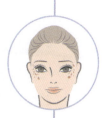

治疗原理：进入皮肤深层后以瞬间震动的方式将微针插入皮肤，并快速将射频能量完整注入真皮层，通过微针的机械刺激，以及射频产生的生物效应和热刺激，共同激发皮肤的自我修复系统，促使蛋白质有效变性、重组，改善微循环，启动胶原蛋白等物质的新生与重排。

功效及特点

黄金微针的射频技术能够把产生的热能输送到不同的皮肤层，刺激胶原蛋白合成，发挥治疗作用，有淡化皱纹、提拉紧致、收缩毛孔、祛痘、控油、除腋臭等作用。

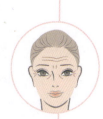

·淡化皱纹、细纹：可加速胶原蛋白的再生与重组，消除皱纹及修复组织断裂，包括额纹、鱼尾纹、法令纹、颈纹、妊娠纹、眉间纹等。

- 提拉紧致：提拉松弛下垂的皮肤，如提眉、收紧眼袋、提升下颌缘，让皮肤变得更加紧致。

- 美白嫩肤：可以改善肤色暗沉、肤色不均的状况，提亮肤色，让皮肤状态更加年轻化。

- 收缩毛孔，减少油脂：改善皮肤的血液循环，疏通毛孔，活化皮肤细胞的新陈代谢，降低油脂分泌，收缩毛孔。

- 祛痘、修复痘疤：促进皮肤的胶原蛋白再生，可有效修复凹凸不平的皮肤。

- 控制油脂和粉刺：选择性地破坏皮肤的化脓部位及周围的皮脂腺，降低皮脂分泌，从而抑制痤疮的炎症反应。

- 除腋臭：将能量集中于汗腺组织，热解破坏大汗腺与小汗腺，持续降低腋下排汗，清除腋下异味。

黄金微针的优势特点：

- 更安全，无发黑情况

　　不属于激光类项目，对皮肤损伤小，肤色深的求美者不用担心治疗后会出现肤色暗沉的问题。

- 高精度定位

　　黄金微针能在0.5～3毫米范围内任意调整，适应不同部位的皮肤厚度，刺激的力度和方向是可控的，能快速提高疗效。

- 绝缘点阵

　　黄金微针的治疗头是绝缘体，能直接将能量完整注入真皮层，促使蛋白质有效变性、重组，增生胶原蛋白，效果集中，能激发胶原蛋白的再生，同时使用过程中既不会造成表皮层的灼伤，也不会出现结痂、色素沉着等不良反应，大大降低了不良症状出现的可能性。

• 恢复快，效果持续

　　黄金微针可以1周之内完成皮肤结构复原，治疗和恢复过程比较舒适，一次治疗可以持续3～6月。

适用范围及禁忌

适用人群

黄金微针适用人群广泛。

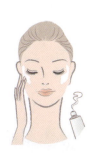

• 容易出油、长痘者。

• 长期被妊娠纹、生长纹、颈纹困扰者。

• 眼周有皱纹、黑眼圈、眼袋、泪沟者。

• 皮肤进入初老状态，皮肤出现松弛下垂，法令纹、鱼尾纹、抬头纹加深者。

• 皮肤干燥、缺水、粗糙，肤色暗淡者。

• 有活动性痤疮、痤疮瘢痕、烧伤瘢痕者。

禁忌人群

• 患有白血病、皮肤癌、白癜风、严重肝病、严重高血压、糖尿病、心脏病、肿瘤等疾病者。

• 面部有金属植入物、电子医用设备植入物者。

• 皮肤正处于急性病期或者急性过敏期者。

• 妊娠期、哺乳期、生理期女性。

• 瘢痕体质、光敏体质、皮肤极易过敏、凝血功能差、荨麻疹者。

• 不能避免强日光下工作者。

• 治疗部位有开放性伤口者。

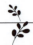
治疗前后注意事项

治疗前注意事项

• 彻底清除皮肤表层的油脂和污垢，让皮肤的吸收率更高，能够更有效地达到修复美容的效果。

• 检查皮肤是否有红、痒、肿等过敏反应。

治疗后注意事项

• 治疗后不要用手触碰面部治疗部位，避免使用刺激性的洁面乳或化妆品，术后1周内不要化妆。

• 当天不碰水，术后3天以内以清水温和洗脸，洗脸后注意使用医用保湿修复的护肤产品，加强保湿补水。修复面膜每天使用1次。

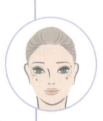

• 术后1~3天内局部皮肤可能会有小结痂，治疗后可能有干痒的情况，都是正常的，避免抓挠，多涂保湿修复护肤品。

• 做好防晒，3天内用口罩、帽子、墨镜、伞等防晒，1周后可涂抹防晒霜。

• 术后1周清淡饮食，作息规律，避免桑拿、汗蒸、游泳等，不要做易出汗的剧烈运动。

• 术后1周内不能使用含有果酸、维A酸、水杨酸等物质的产品。

轻医美医生为你答疑解惑

热玛吉和黄金微针哪个效果更好？

　　热玛吉和黄金微针都是通过射频热效应治疗，但穿透深度不同。热玛吉是单极射频，能更深地穿

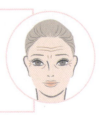

透皮肤，从表皮开始一直到筋膜层；而黄金微针大多是双极射频，只针对真皮层发挥热能。两者穿透深度不同，自然疗效也不同。

两者的治疗频率不同。热玛吉1年内可治疗1～2次，而黄金微针1年内要治疗3～6次。

恢复期不同。热玛吉治疗后可正常护肤，不影响工作；黄金微针治疗后会出现明显红斑、水肿，通常需要3～5天才会完全恢复。

总而言之，在改善肤质方面，黄金微针优于热玛吉；既想改善肤质，又要解决面部松弛下垂的问题，还是热玛吉更优。

黄金微针和水光针哪个好？注射完水光针多久可以做黄金微针？

如果想要去除痘印、痘坑，改善肤质，选择黄金微针更好，短期内就可以使皮肤变得光滑平整；而水光针的主要成分是玻尿酸，改善脱皮、粗糙、毛孔粗大等皮肤状态的效果更理想。

注射完水光针10～15天后，可以咨询医生做黄金微针项目，具体还需要根据皮肤对水光针中玻尿酸的吸收情况来确定。

黄金射频和黄金微针有何不同？

两者的治疗原理、针头、深度、效果都不同。黄金射频是无创治疗手段，利用普通针头，通过特定波长的射频能量，作用于皮肤表面，能够去除皮肤细纹，改善皮肤松弛和下垂的症状，达到紧致皮肤的效果；黄金微针是微创治疗手段，利用镀金针头刺入皮肤真皮层，刺激皮肤胶原蛋白再生，可以更精准地把控位置和深度改善皮肤状态，帮助去除脸上的痘印，使皮肤变得光滑平整。

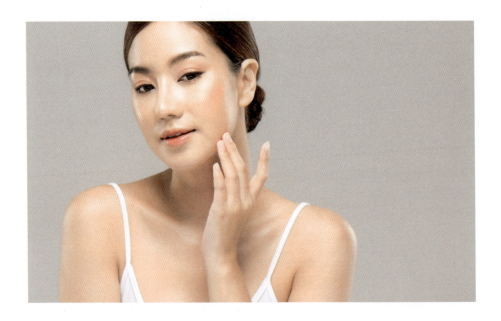

皮秒激光

原理介绍

　　皮秒激光又称皮秒激光净肤，能在极短的时间内发射出一定能量的激光，使皮肤色素颗粒、胶原纤维等被快速撕裂得很小、很细，更容易被代谢出来。皮秒激光对能量控制得更精确，对周围组织的损伤更小，使皮肤自身修复再生，从而达到修复皮肤的效果。

　　那么什么是皮秒呢？皮秒其实是一个时间单位，1皮秒（ps）等于一万亿分之一秒，1s（秒）=1000ms（毫秒）=1000000μs（微秒）=1000000000ns（纳秒）=1000000000000ps（皮秒）。

功效及特点

　　皮秒激光被称为祛斑"神器"，是光电类项目中的"爆款"。优势就是可治疗色斑，尤其是文身、黑眼圈、黄褐斑、太田痣等，这些都是其他激光难以去除的。而皮秒激光的治疗次数更少、治疗周期更短，皮肤的不良反应也更小，恢复时间很短。除此之外，皮秒还有不少功效，比如：

改善毛孔粗大状况

皮秒激光可以穿透至真皮层，促进胶原蛋白和弹性纤维的生长，从而改善皮下皮脂的分泌情况，达到改善毛孔粗大的效果。

减少皱纹和细纹

皮秒激光能够激活肌肤胶原蛋白的再生机制，促进胶原蛋白重新结构化，从而使皮肤变得更加紧致，减少皱纹和细纹。

增加皮肤弹性

皮秒激光可以在不切开皮肤或注射物质的情况下，促进肌肤胶原蛋白及弹性纤维的再生，增加皮肤弹性，减少皮肤松弛等情况。

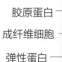
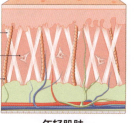
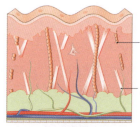

胶原蛋白
成纤维细胞
弹性蛋白

弹性蛋白（断裂）
胶原蛋白（萎缩）

年轻肌肤　　老化皮肤

适用范围及禁忌

适用人群

皮秒激光可广泛应用于治疗有色斑、雀斑、痤疮、毛孔粗大、细纹、皮肤松弛等肌肤问题的人。

禁忌人群

· 妊娠期、哺乳期女性。

· 瘢痕体质、凝血功能低、荨麻疹者。

· 系统性红斑狼疮、光过敏症等光敏感体质者。

· 有疱疹、疖肿等活动性皮肤感染，皮肤癌等皮肤疾病者。

· 患有白血病、白癜风、严重肝病、严重高血压、糖尿病、心脏病、肿瘤等疾病者。

· 面部有金属植入物、电子医用设备植入物者。

· 皮肤正处于急性病期或者急性过敏期者。

· 治疗部位有开放性伤口者。

治疗后注意事项

治疗部位有轻微灼热感和结痂不必太过于担心，无须特殊处理，一般会在3~7天后自行脱落，不要强行抠除结痂。

1周之内面部避免沾水，可用棉棒蘸水小心地擦拭，以免造成细菌感染。之后注意保持皮肤清洁，尽量使用不含泡沫、果酸、皂质及治疗功效的洗面奶，每天早晚敷一片补水面膜，加快皮肤代谢。

不要使用刺激性护肤用品，可使用医用修复产品。比如使用医用敷料贴和凝胶修复激光创面，具有覆盖创面、创面止血、促进创面愈合的作用，可抑制创面色素沉着及瘢痕形成。

治疗后，3个月内要注意防晒，避免色素沉积再生色斑，常备遮阳衣帽与防紫外线伞，以及防晒乳。

　　6个月内不宜去角质与蒸桑拿。

　　治疗部位若出现发热、发红现象，可以暂时用冰敷的方法缓解。

　　饮食应避免辣椒、牛肉、海鲜与酒等，少食柠檬、茄子、芹菜、藻类等吸光性食物，可多食用富含维生素C的食物，促进皮肤恢复。

轻医美医生为你答疑解惑

皮秒激光和超皮秒激光有什么区别？如何选择？

　　目前市场上最常用的皮秒激光主要有两种，一种是皮秒激光设备（美国赛诺秀PicoSure），另一种是超皮秒激光设备（以色列赛诺龙PicoWay）。它们又该怎么选择呢？

　　皮秒激光采用紫翠玉宝石激光，波长755纳米，色素吸收率较高。脉宽是550皮秒，比超皮秒激光损伤略大。独有的蜂巢透镜能使能量聚焦达20倍，可刺激大量胶原蛋白增生，能消除细纹、改善毛孔粗大状况，对痘坑、痘印的效果很好。而超皮秒激光采用1064纳米和倍频532

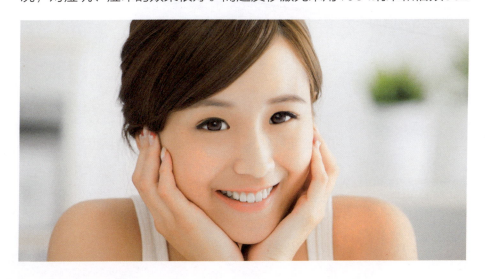

纳米波长，光穿透层次较深。脉宽比皮秒激光短，光的机械作用更强，对周围组织的损伤较小。其采用Resolve全息点阵聚焦技术，可将单一光束变成光束群，用双波长激光解决表皮层和真皮层的色素问题。

总而言之，两者各有优势。皮秒激光主要治疗色素性皮肤病，可以起到美白淡斑、消除细纹、紧致肌肤的作用。超皮秒激光，一般用于皮肤修复，能促进组织细胞和胶原蛋白的形成，对局部黑色素有爆破作用，可通过人体新陈代谢排出体外，调理局部斑点。

皮秒激光对黄褐斑有效吗？需要几次治疗？

黄褐斑一般不能根治，但皮秒激光是目前治疗黄褐斑效果最好的技术之一。患者应采取综合治疗法，除了用皮秒激光，还需要配合肝脏排毒产品，调整不良的生活作息和护肤习惯，注意防晒，慢慢恢复皮肤的屏障功能。皮秒激光一般治疗3~4次。

做完皮秒后，为什么肌肤会出现干燥、紧绷、脱屑症状？

有些人之所以出现干燥、紧绷和脱屑等症状，是因为补水护理不到位。在皮秒激光治疗后，黑色素被击碎成粉末状代谢后，细胞会被激活，分裂速度加快，皮肤新细胞大量产生，这时皮肤所消耗的水分和营养也会迅速增加，因此治疗后一定要注意补水和营养。

微针

微针又称滚轮微针，属于间充质疗法。原理是利用微细针状器械在皮肤软组织上穿刺或者滚动，在短时间内做出超出20万个微细管道，同时使营养活性药物有效渗入皮肤，刺激胶原蛋白的增生，从而达到淡化皱纹、治疗瘢痕、美白肌肤、提拉面部等抗衰效果。

02 功效及特点

将微针涂抹上各种有效成分，有效成分就会穿过皮肤表皮层进入真皮层，导入的有效成分不同，功效也各有侧重，通常可以改善肤色暗沉、毛孔粗大、痘坑、细纹等症状。

祛痘消痕：可以直接作用于纤维细胞，促进胶原纤维组织新生，从内至外形成新生皮肤，填平凹痕。还可以调节皮肤水油平衡，收缩毛孔，让皮肤更干净、透亮。

美白淡斑：能激发细胞活性，还原并代谢色素，淡化斑点，净化皮肤，使皮肤红润、通透。

抗衰嫩肤：促进胶原蛋白合成，分泌合成新生的纤维组织，促进皮肤组织的生长，可以淡化皱纹，填补面部凹陷，恢复皮肤弹性，提高皮肤光泽度，实现抗衰、嫩肤的效果。

微针的治疗特点

渗透率更高

能在皮肤中建立大量微细管道，向皮肤底层输送营养活性成分，产品的渗透率比其他美容项目提高数万倍，还可以逐步将皮肤深层的毒素和废物排出。

不良反应小

微针滚轮功效显著，操作简单，效果显现较快，而且较为安全，不良反应小。

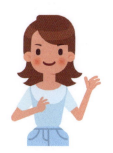

延缓衰老

微针特有的生物活性成分能够促进细胞免疫力的增强，提升皮肤的自愈能力，达到淡化皱纹、增加皮肤弹性、祛皱、紧致、美白和抗衰老的目的。

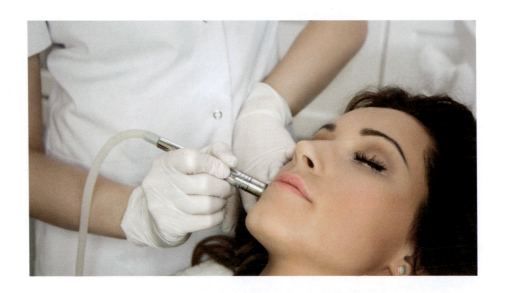

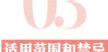

03

适用范围和禁忌

适用人群

· 面部皮肤油脂分泌旺盛、面部有粉刺及毛孔粗大者。

· 有瘢痕及妊娠纹者。

· 皮肤暗沉无光泽、肤色分布不均或色素沉着、面部皮肤粗糙者。

· 面部皮肤皱纹明显、皮肤松弛下垂、皮肤弹性下降者。

· 眼部皱纹、黑眼圈严重者。

· 脱发者。

禁忌人群

· 治疗区域有活动性感染灶、皮炎者。

· 瘢痕体质、过敏体质者。

- 有银屑病、白癜风、荨麻疹等皮肤疾病者。
- 有凝血功能障碍、高血压、糖尿病、严重器质性疾病者。
- 妊娠期、哺乳期女性。
- 对金属及微针导入药物成分过敏者。
- 正处于急性过敏状态、痤疮炎症期者。

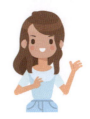

04

微针治疗的术后护理非常重要

勿沾水

治疗后至少8小时内操作部位避免沾水，保持干净、清洁，忌摩擦皮肤。

多补水

微针治疗后，皮肤屏障暂时性破坏，皮肤水分蒸发加快，皮肤干燥是很正常的，第2天开始就要注重补水，多喝水，使用医用补水面膜。

做好防晒

注意防晒、防尘、防刺激，禁用功能性护肤品，出门可使用遮阳伞、帽子，1~2天后可外用物理性防晒霜。

避免高温

1周内切忌处于高温环境，不要蒸桑拿、游泳，避免做易出汗的剧烈运动。

忌揉搓

治疗后1周内，肤色较暗，等皮肤屏障完全建立，肤色就亮了。因此，恢复期间不可揉搓按摩皮肤，否则将加重炎症反应，导致皮肤变黑。

忌其他激光治疗

2周内不要进行果酸换肤及激光治疗。

规律生活

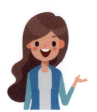

不能喝酒，饮食需清淡、忌辛辣刺激，保持充足的睡眠，避免熬夜，适量补充维生素C。

05

轻医美医生
为你答疑解惑

微针和点阵激光治疗痘坑哪个效果好？

微针适合治疗相对较浅的痘坑，而对较深的车厢型和冰锥型痘坑效果一般。由于此治疗造成的创伤较轻，适用于薄皮肤与敏感肌肤。

点阵激光对中重度痘坑更有效，并且需要应用穿透性比较强的激光，深层刺激胶原蛋白生成，再联合表层磨削，深浅层次综合作用，效果会更好。由于点阵激光形成创伤面比微针形成的创伤面大，适合角质较厚的皮肤。

如果痘坑很严重，那么可以先选择点阵激光治疗，过段时间再使用微针导入治疗痘坑的修复药物，两者联合治疗，效果倍增。

做光疗期间能否做微针？

微针是光疗后的"坚强后盾"，两者结合效果更好，但需保留治疗间隔时间，大概需要10天。

黄金微针和微针哪里不一样？

黄金微针在微针技术的基础上增加了射频技术，能够根据患者的肤质和术区部位精准调节微针

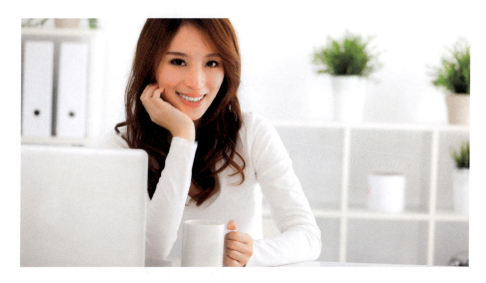

和射频的作用力度。相比于普通微针，黄金微针对表皮细胞的损伤比较小，创面恢复快。和传统射频项目相比，黄金射频精确度高，不会对表层皮肤产生伤害，还可以解决色素沉着和瘢痕问题。黄金微针一般2~3周见效，而微针一般1~2个月见效。黄金微针和微针的单次治疗成效一般可维持数月，黄金微针比微针疗效更久一些。如果想要达到更持久的成效，可以考虑间隔3~6个月后进行叠加治疗，一般一个疗程为3~4次。

微针和水光针的区别又有哪些？

　　这两种治疗方式有共同点，都是把有效物质导入真皮层，但由于作用方法和导入的有效成分不同，两者功效也有很大区别。

　　相较于水光针治疗，微针扎的"针眼"更密集，导入皮肤营养成分的通道更多。微针治疗可以使皮肤产生大量的胶原蛋白，促进表皮再生重组，加速皮肤新陈代谢，能够实现美白提亮、祛痘、祛斑、促进痘坑修复、修复敏感肌肤、填补皱纹等各种功效。而水光针治疗主要使用的是小分子玻尿酸和功效性成分，主要起到补水、收缩毛孔、淡斑、提亮肤色、淡化面部细纹的作用。

水光针

原理介绍

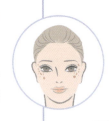

　　水光针使用的基础物质主要是玻尿酸，通过微针注射或负压针向皮肤真皮层注入不同功效的营养成分，使皮肤水分充足、水油平衡，变得紧致而富有弹性，水润且有光泽。

　　现在水光针的营养成分已经不再局限于玻尿酸，而是发展成玻尿酸（基础物质）+各种不同功能的营养成分（如肉毒毒素、氨甲环酸、胶原蛋白、自体PRP、维生素C、还原型谷胱甘肽等）。也就是说，水光针可以根据个人肤质的不同，个性化定制配方。

功效及特点

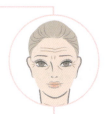

　　水光针最基础的功效就是补水，被称为"缺水人的福音"。当然，基于越来越丰富的营养物质，水光针还能刺激皮肤自我修复，促进真皮层胶原蛋白新生，使皮肤更紧致、饱满。

水光针的特点

可调节，更精准

　　水光针仪器有注射器，可调节针头的注射深度和药物剂量，通过在局部区域注射特定材料，精准给药，从而达到期望的效果。

损伤小，恢复快

　　水光针没有穿透真皮层，因此对皮肤没有太大损伤和创伤，不会导致剧烈的疼痛和刺激。一般情况下，5～7天就能恢复正常。

补水快速又高效

　　水光针通过短时间内注入大量玻尿酸，快速增加皮肤的水分含量，使肌肤更年轻、柔滑。

皮肤定制性强

　　针对不同类型的皮肤问题，水光针均可个性化处理。除了可以选择各种不同功效的营养液外，还可以决定营养液的剂量大小、注射位置，以适应不同的肌肤类型和效果需求。

适用范围及禁忌

适用人群

　　水光针适用于各种肤质的人群，对有干燥缺水、痘印痘坑、毛孔粗大、油脂分泌旺盛、敏感红血丝、肤色不均匀、暗沉无光、松弛、雀斑、黄褐斑等皮肤问题的人群效果显著。

禁忌人群

- 妊娠期、哺乳期女性。
- 对玻尿酸过敏者。
- 治疗区域有活动性感染灶、皮炎者。
- 瘢痕、过敏体质者。
- 有银屑病、白癜风、荨麻疹等皮肤疾病者。

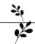

- 凝血功能障碍、高血压、糖尿病、恶性肿瘤、严重器质性疾病患者。
- 1周内使用过抗凝剂、活血剂者。
- 正处于急性过敏状态、痤疮炎症期者。
- 面部有开放性创面者。
- 对注射材料或麻醉剂中任意成分过敏者。
- 面部毛细血管扩张明显者。
- 处于激素依赖性皮炎急性发作期者。

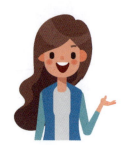

轻医美医生为你答疑解惑

水光针可以添加哪些有效成分？主要功效是什么？

目前在市面上的水光针有单方水光针和复合水光针两种。

单方水光针就是里面只有玻尿酸一种成分。

复合水光针就是根据皮肤存在的问题，加入一些其他营养成分，实现综合叠加的效果。比如：

- 肉毒毒素：收缩毛孔，平滑肌肤，减少油脂分泌。
- 维生素C：美白，抗氧化，促进胶原蛋白合成。
- 谷胱甘肽：美白，抗氧化，与维生素C有协同作用。不能和肉毒毒素、氨甲环酸混合使用。
- 氨甲环酸：美白淡斑。禁止与青霉素、尿激酶同期使用。月经量少者慎用。

水光针是手打好还是机打好？

水光针的手打和机打各有侧重。

手打是利用针管将营养物质注射至皮肤真皮层。优点在于不漏液，更适用于精细化和敏感的细小部位，比如眼周、嘴角等部位；缺点是更费时，疼痛感更明显，使用部位不均匀，剂量和深度都不好把控，对医师的技术操作要求较高。

机打采用负压水光仪，注射时会将皮肤微微提起，痛感相对较轻，更适合面部。优点在于可选多针头，根据不同部位使用不同的针头；可调节深浅和剂量，准确定位到真皮层；适用范围广；注射更均匀、更快，注射后不瘀青、见效显著，操作难度大的部位也可注射。缺点在于有漏液，皮肤较薄的位置容易出血。

水光针多久起效？疗程需要多久？

注射完水光针后，一般1周左右就能看到皮肤有明显改善的效果，但并不是永久有效，因为水光针里的营养物质会逐渐被机体代谢掉，一般可维持2周到1年不等，具体因产品、体质不同而有所不同。

为了保证治疗效果，建议按疗程注射，1个月为一次治疗周期，3次为一个疗程，从第4次开始，治疗周期可延长至3个月一次，具体根据个人肤质来确定治疗次数，效果也因人而异。

水光针、涂抹式水光、无针水光又有哪些区别？

水光针是真皮注射术，可以直达皮肤真皮层，启动皮肤修复系统，效果更明显、维持时间更长，而涂抹式水光和无针水光均不能与之相比。

涂抹式水光是水光针的简化版，就是将针管中的透明质酸等保湿液直接涂在脸上，相当于护肤品，不能渗透到皮肤深层，可以被吸收的物质很少，补水效果不明显，更没有刺激胶原蛋白再生的作用，效果持续得非常短暂。

无针水光是利用仪器产生的气压将保湿营养液喷射渗透入皮肤基底层，可以补充肌肤水分，无创、无痛，但大部分营养成分并不能到达真皮层，所以效果和持续时间也相对较短，不如水光针效果好。

Chapter 4

轮廓调整，
让你焕若新生

"魔镜魔镜告诉我，谁是这个世界上最美丽的人？"

童话世界中的"魔镜"虽然遥不可及，

现实中堪称"魔镜变幻师"的整形专家却可以告诉你答案。

他们通过医美、轻医美，

可以帮你丰额、丰太阳穴、去除双下巴、去除眼袋、

淡化黑眼圈、填泪沟，甚至瘦脸……

助你找回自信，

实现拥有"美人脸"的美丽愿望！

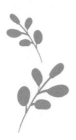

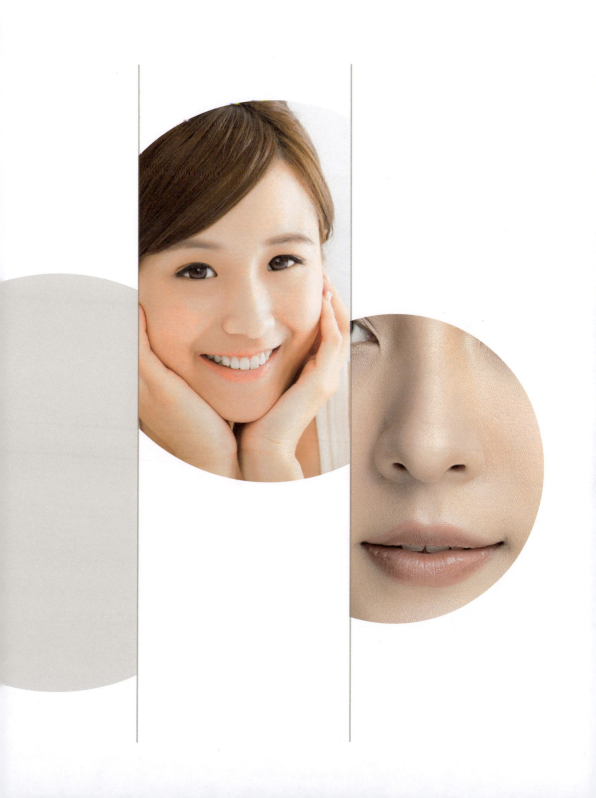

解析面部轮廓

了解面部结构

我们说了解面部结构，并不单单是指面部的生理五官结构，还涉及面部结构的美学，这更涉及了人类美学、生理学、心理学等多个领域。

面部的生理结构，主要包括上颌骨、下颌骨、颧骨、眼眶、鼻子、嘴巴等，也可以简单概括为五官。这些部位的大小、形状、位置等均会影响面部的整体美学。

脸型的分类

世界上没有两片相同的叶子，同样生活中也没有完全一模一样的两张脸。要微调面部结构，就需要了解不同的脸型。

脸型分类也有很多种，不同的国家和地区对脸型的分类和审美也不一样，正看和侧看脸型又有所区别。因此，这里只是按照亚洲人的特点，简单介绍一下常见的一些脸型，以供参考。

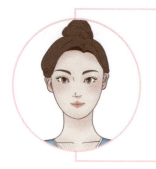

鹅蛋脸

整体脸部宽度适中，从额部、面颊到下巴的线条修长秀气，如倒置的鹅蛋。通常被视为最理想的脸型，也是化妆师用来矫正其他脸型的依据。

瓜子脸

　　上部略圆，下部略尖，形似瓜子，与鹅蛋脸相比较为消瘦，理想瓜子脸的长宽比例为4：3。在众多脸型之中，瓜子脸也是较美的一种。

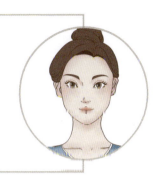

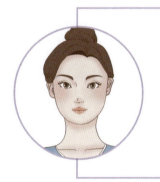

圆形脸（娃娃脸）

　　从正面看，脸短颊圆，颧骨结构不明显，外轮廓从整体上看似圆形。圆形脸通常看起来可爱活泼、娇俏可人，看上去年龄偏小。但也会让脸显得肉嘟嘟的，孩子气，不成熟，线条感不明朗。

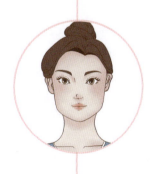

方形脸（国字脸）

　　方形脸又被称为国字脸，分为长方形脸和正方形脸。长方形脸上下的落差较大，横向距离又小，且额头较宽；正方形脸则是方方正正的脸，纵向距离比较短，且棱角分明。与圆脸不同，方形脸下颌横宽，有轮廓感，线条平直有力，给人以坚毅刚强的印象，但不够柔和，偏硬朗。

三角形脸（梨形脸）

特征是窄额头、宽下巴，脸的最宽处是下颌，呈上小下大的正三角形。三角形脸面颊组织饱满，显得亲切温和，但不够灵动秀气。

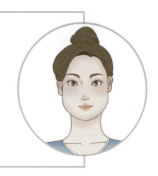

菱形脸

特征是太阳穴凹陷，颧骨、颧弓突出，窄额头，尖下巴。俏人的尖下巴，使脸型显得轮廓分明，面部具有立体感，富于变化。

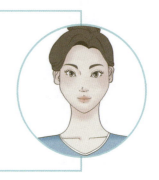

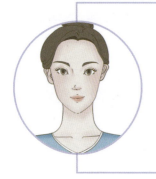

"甲"字脸

额头宽阔，下颌线呈瘦削状，下巴既窄又尖，是一种现代美人脸。发际线大都呈水平状，有些人在额头的发际线处会有"美人尖"。

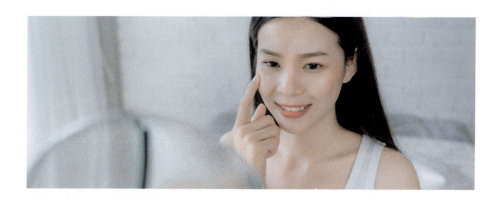

完美脸形的黄金比例

　　人的五官完美，就能够给人一种视觉上的平衡感和美感。完美脸形是每个人都梦寐以求的，那么到底怎样的脸形才算完美呢？黄金比例又是什么呢？除了一个国际认可的评判标准，我们也有祖先传承下来的五官准则。

西方的黄金比例脸

　　黄金比例脸指的是面部特征符合国际认可的黄金比例标准，并界定了双眼、嘴巴、前额及下巴之间的最佳距离。

　　以女性为例，一张具有吸引力的脸，双眼瞳孔之间的距离必定小于两耳距离的一半，这是公认最迷人的脸蛋。西方女性的眼睛到嘴巴长度占脸长的36%，双眼距离占脸宽的46%；而东方女性由于五官略为宽大，因此黄金比例应是眼睛到嘴巴长度占脸长的33%，双眼距离则占脸宽的42%。

三停五眼

指的是脸部的比例，要符合"三停五眼"。

"三停"

"三停"是指从人的发际线到眉骨、从眉骨到鼻尖、从鼻尖到下巴的三段距离正好相等，各为脸长的1/3。

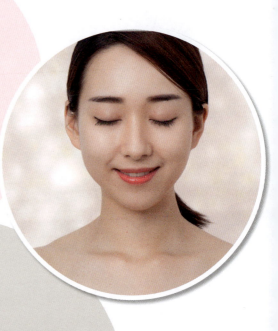

"五眼"

"五眼"即将脸的宽度以眼睛的宽度为测量标准，五等分，从左侧发际至右侧发际，为五只眼睛的宽度。两只眼睛之间为一只眼睛的宽度，两眼外侧至侧发际各为一只眼睛的间距，各占脸宽的1/5。

面部轮廓调整，打造精致脸庞

瘦脸针

瘦脸针是什么？

　　瘦脸针就是A型肉毒毒素针剂，将肉毒毒素注射到咬肌组织，导致咬肌神经肌肉接头被阻断，肌肉失用性萎缩，从而达到瘦脸的目的。瘦脸针实质上就是采用肉毒毒素注射治疗咬肌肥大。

轻医美医生为你答疑解惑

·01·

瘦脸针、除皱针、瘦腿针、瘦肩针都一样吗？

　　这些美容针的填充物质其实都是一样的，都是A型肉毒毒素针剂。这些针的营养物质、技术原理和操作技术基本是一模一样的，区别只在于剂量与注射位置。

　　如果作用到咬肌，使咬肌萎缩，脸就出现了缩小的效果，因此称为瘦脸针；如果作用到面部表情肌，会大大减少动态皱纹，就称为除皱针；如果作用到肩膀斜方肌，可以瘦肩膀，就称为瘦肩针；如果作用到小腿部的腓肠肌，肌肉失用性萎缩之后小腿肚子自然就小了，就称为瘦腿针。

·02·

瘦脸针的效果对所有人都管用吗？

　　瘦脸针也并非100%有效，少部分人体内会形成对肉毒毒素的抗体，注射几次后效果减弱，甚至基本无效。

137

·03·

瘦脸针的效果可以维持多久？

注射瘦脸针并不是一劳永逸的，肉毒毒素是可以被代谢掉的，一般效果可维持3~6个月。若还想保持效果，需要再次注射。

·04·

国产和进口瘦脸针可以混着打吗？

同一部位、不同品牌的瘦脸针不能混着一起注射。术后若出现不良反应，很难判断是什么原因造成的。如果使用某品牌瘦脸针产生了耐受性，更换品牌基本也没用。

·05·

瘦脸针会引起面部松弛、法令纹加深吗？

一般面部皮肤紧实的年轻人，咬肌注射瘦脸针后基本不会发生面部松弛的情况。但也有部分人注射瘦脸针可能会加深法令纹，比如皮肤松弛明显、回缩力差的中老年人。具体情况需要咨询主治医生。

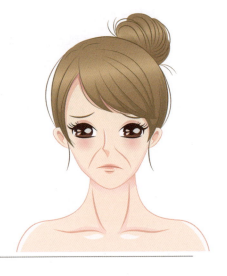

·06·

瘦脸针打多了，会不会产生耐受性？会影响咬肌功能吗？

肉毒毒素是可以被完全代谢的，大部分人长期打并不会产生耐受性，可以每半年打一次。

瘦脸针就是靠肉毒毒素作用于咬肌，让这部分肌肉萎缩，起到瘦脸的作用。如果感到咀嚼力量减弱，咬肌松弛后，触感变软了，这就代表瘦脸针起作用了。一些人在注射后1~2周内会感到咬东西酸胀无力，为了防止出现安全问题，刚注射完的一段时间内要避免咬肌剧烈运动，过度咀嚼。通常再过1~2周，这种无力感就会逐渐消失。

因为咀嚼习惯，注射后两侧仍会有轻度的不对称。少数人可能对药物不敏感而导致效果不明显，所以2周后应复诊。

咬肌切除术与瘦脸针大比拼

咬肌切除术在口腔内进行，有一定的手术创伤，恢复时间长，但维持效果也长久。咬肌切除术一般应切除咬肌的内侧面，避免伤及面神经的下颌缘支。咬肌去除量根据术前检查的情况而定，一般不超过咬肌厚度的1/3。

注射瘦脸针比较安全，一般在每侧选择1~2个注射点注射，全程约20分钟，不需使用麻醉剂，创伤小，恢复快。注射2~3周后咬肌开始萎缩，效果显现。经多次注射后，肌肉萎缩的效果才能稳定。维持时间一般为3~6个月，效果因人而异。

面部填充

注射自体脂肪，植入假体，注射玻尿酸、胶原蛋白等方式可以填充面部，主要包括丰额、丰太阳穴、隆鼻等项目。

01 丰额

丰额，就是通过注射自体脂肪或植入假体等方式，增加额头的凸度和丰满感，使面部整体轮廓更加完美和谐，增添立体感。

丰满的额头能够让脸部侧面更有立体感，面部线条更加柔和谐调，还可以提升颜值，使人看起来精神更饱满，有一种清新利落的感觉。此外，丰额手术还能够修复先天性畸形，矫正面部不对称，以及遮盖手术后瘢痕，给人带来更大的自信和美感。

02 丰太阳穴

太阳穴又称为颞部，是额头两侧和面颊交界之处的位置。颞部凹陷的原因有很多，跟年龄、遗传特性、先天性营养不良、后天发育不全、外伤等因素均有关。

颞部是颜面上半部的重要部位，还有着"夫妻宫"的面相说法。自然饱满的太阳穴，能体现面颊的弧线美，可以给整个面颊带来显著的协调效果，使人散发青春活力。

若两侧的太阳穴出现凹陷，不但影响侧面脸颊的弧度，而且面部棱角显露，骨线突出，整体显得头小脸大。因此，丰太阳穴也是求美者热衷的一大医美项目。

理想的鼻子应该鼻梁挺拔，鼻尖圆润，鼻翼大小适度，与脸型、眼型、口型等面部器官比较协调。隆鼻术可以使鼻子变得更加高挺、立体，改善鼻型，鼻部轮廓更精致。

隆鼻

面部填充类治疗方法大比拼

手术类型	优缺点	手术风险	恢复时间
自体脂肪颗粒注射	将人体腹部、大腿或上臂等部位丰厚的脂肪，用湿性真空吸脂法吸出，处理成纯净脂肪颗粒后，注射植入。手术简单安全，时间短，恢复快，无疼痛，无瘢痕，无自身排斥反应，几乎无不良反应，可永久存活在被移植的部位，手术效果持久。	有出现感染、血肿的可能，一般于5~7天后出现。	术后一般不需住院，无须卧床休息，口服消炎药3~5天。注射痕迹可在数日后消失，1~2周可完全消肿。
植入假体	硅胶假体是高分子硅化物，具有较好的生物相容性及理化特性。与体液及组织接触过程中能保持其原有的弹性和柔软度，来源广泛且成本较低，术中不易变形，是应用较普遍的假体材料。	术中切口出血多，可能发生血肿。	需要在1周左右拆线，恢复期在1~3周。完全恢复可能需要1~3个月。

手术类型	优缺点	手术风险	恢复时间
胶原蛋白注射	适量的胶原蛋白注射额部后，不光具有支撑填充作用，更能促使新生细胞结构与周围正常肌肤共同协调，起到塑形作用。 优点：因注射在皮肤浅层，不会形成不规则的颗粒，稳定性不错，塑形较好，更自然和谐。无痛、无创、复原快。 缺点：效果与医生的技术有很大关系，一旦失败不容易溶解。少数人会对胶原蛋白发生过敏反应。	术后可能出现肿胀、轻度发红等反应，一般会在1~2周内消退。	术后即可恢复正常的工作生活。需要多次注射，一次注射一般能维持9~12月，多次注射才能达到最佳效果。
玻尿酸注射	玻尿酸拥有不溶水性、低代谢率、高吸水、高保水以及不易组织转移等特性，成为软组织填充的绝佳材料，最容易达到丰额效果。 缺点在于，所有玻尿酸均会被吸收和降解，效果持续时间不太长。	玻尿酸注射后可能会产生轻微发红、肿胀、瘙痒、瘀血等反应，一般情况下，1周后即可自行缓解。	1次注射，丰额效果约维持 6~12 个月。一般建议连续注射 2~3 次，丰额效果持续时间相对较长，可达1~2年。待完全吸收后可再次注射，重新塑形。

轻医美医生为你答疑解惑

·01·
玻尿酸丰太阳穴，需要用到几支？

丰太阳穴所用的玻尿酸支数与自身太阳穴的凹陷程度相关。一般情况下，丰一侧的太阳穴，至少需要2支玻尿酸，多则4~5支。如果用玻尿酸的支数太少，就起不到太好的效果。

·02·
玻尿酸丰太阳穴和自体脂肪丰太阳穴，哪种方式效果更持久呢？

玻尿酸丰太阳穴的效果可持续10~18个月，塑形效果更自然。

自体脂肪丰太阳穴主要看脂肪的存活程度，如果脂肪存活率比较高，效果保持时间可在2~3年，甚至更长。但如果脂肪存活率不高，还需要二次操作，由于自体脂肪是颗粒状的，相对来说填充后的皮肤比较粗糙，没有填充玻尿酸后的皮肤那么柔软、圆润。

两者恢复时间基本在3天左右。

·03·
丰额手术会产生危害吗？

丰额手术是一种侵入性操作，可能出现感染、血肿、皮肤瘀血坏死、部分区域发麻的情况。

如果消毒不彻底，术后很容易感染，如果有感染的情况，必须将假体材料取出来。术后伤口会感到疼痛，如果服用止疼药过多，不利于伤口恢复，可能加剧伤口出血。术后假体有可能发生错位，如果发现有错位，则需再次进行填充。

因此，一定要选择正规的医院和经验丰富的医生。

另外，可能会出现治疗效果不佳的情况，比如手术部位选择不准确，填充材料过多。如果医院不正规或医生操作不当，可能造成额头正常组织受损，也可能会导致额部畸形或产生瘢痕。

去除眼袋

眼袋通常包括水肿型眼袋、脂肪型眼袋及泪沟型眼袋等类型。

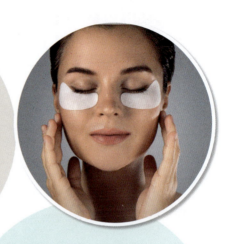

水肿型眼袋

炎症刺激或者过度流泪会导致局部结缔组织疏松，从而形成眼袋。

脂肪型眼袋

由脂肪堆积所引起的局部松弛下垂，还有可能会伴有黑眼圈。

泪沟型眼袋

由于人的年龄逐渐增大，泪沟会变得比较明显，眼袋的部位会出现突出，所以眼袋看起来会比较明显。

去除眼袋治疗方法大比拼

去除眼袋的方式主要包括激光法、超声法、内外切手术、脂肪抽吸术等。

激光法

主要是针对轻度的眼袋，通过收紧皮肤和眶隔脂肪组织来去除眼袋。

超声法

利用超声波的原理，使下眼睑眶隔脂肪溶解，刺激组织胶原蛋白重生，帮助减轻眼袋。

内外切手术

包括内切法和外切法，主要是在皮肤做切口后，去除多余的眶隔脂肪，达到去除眼袋的目的。此方法效果维持的时间相对较长，适用于眼袋鼓出明显、皮肤松弛、皱纹明显的求美者。

脂肪抽吸术

利用注射器产生的负压，将下眼睑过度膨出部位的脂肪吸出，从而去除眼袋。但是由于每个人眼袋的位置、大小不一样，针管插入的深度也不一样，可能不会将脂肪完全抽净。

轻医美医生为你答疑解惑

·01·
去除眼袋会
导致下眼睑凹陷吗？

如果去除眼袋手术过程中去除过多的眶隔脂肪，可能会造成下眼睑凹陷，但脂肪去除过少又会导致脂肪残留，无法达到理想的效果。因此，在去除眼袋手术中，需要专业医生通过仪器和工具精确测量眶隔内的脂肪含量。

·02·
去除眼袋的效果一
般能维持多久？

去除眼袋手术也不是一劳永逸的，效果能维持多久，取决于用眼习惯以及医生的手术水平。护理得当的话，效果可以维持3~5年，外切手术有的甚至可达10年。

145

去除黑眼圈

黑眼圈可分为青色、茶色、黑色三种类型。

青色黑眼圈是由微血管的血液滞留所致，跟平日里作息不规律、过度用眼、熬夜看电子屏幕有关。长期盯着电子屏幕，会导致眼周静脉逐渐充血、回流不畅，眼周皮肤光老化。平时调整作息规律，避免过度用眼，也可以起到淡化黑眼圈的效果。

茶色黑眼圈多和长期日晒、使用劣质化妆品、眼妆卸妆不彻底等因素有关。色素沉着在眼周，久而久之就会形成色素型黑眼圈。平时需要注意做好眼部防晒、保湿，出门涂防晒霜、戴墨镜等；避开刺激性化妆品，少揉眼睛等。可选用红光照射、调Q激光、超皮秒激光等医美技术治疗。

黑色黑眼圈多由年龄增长、面部衰老所致，眼部脂肪丢失、眼袋突出、泪沟凹陷，自然光照射下，睑袋与泪沟形成的阴影就形成了"黑色黑眼圈"，又称"结构型黑眼圈"。这类黑眼圈用护肤品或激光治疗，效果都十分有限，只能通过医美手段，从根本上治疗泪沟、眼袋等，通过改善眼周结构消除阴影。可选用玻尿酸填充、胶原蛋白填充、PPDO（聚对二氧环己酮）/PCL（聚己内脂）/PLLA（左旋聚乳酸）埋线填充、手术去除眼袋等治疗方法，其中以胶原蛋白填充为首选。

去除黑眼圈治疗方法大比拼

医美去除黑眼圈的方法主要包括注射疗法、光子嫩肤、激光治疗等。

注射疗法

凹陷性黑眼圈可通过局部注射玻尿酸，分解眼周黑色素颗粒，并且补充皮肤的水分，达到美观要求。

光子嫩肤

光子嫩肤可通过特定的宽光谱彩光作用于眼周处，分解皮下的色素颗粒，使其随着新陈代谢排出体外。光子嫩肤可能需要多次治疗才能有明显效果。

激光治疗

一般以青色黑眼圈为主，通过激光治疗可改善眼周毛细血管的通透性，疏通淤积的血管，改善眼周血液循环，从而淡化黑眼圈。

"熊猫针"是什么？治疗黑眼圈效果如何？

"熊猫针"是结合了透明质酸和肉毒毒素等成分的注射治疗。熊猫针通过填充和放松眼部肌肉来解决黑眼圈和眼袋问题，能够起到淡化—填充—紧肤的多重功效。

"熊猫针"融合了传统的真皮填充技术和中胚层疗法，这种注射可以使皮肤吸收各种组合营养成分。一般情况下，选用尖细针头进行注射，创伤性较低。一次注射后，需要在一定时间内进行补充。效果可以维持数月至半年不等，具体因个人体质、注射深度和品牌等因素而异。

嗨体熊猫针是2016年首款经NMPA批准适用于皮内真皮层针对性解决颈纹的Ⅱ类医疗器械复配型注射产品。可以有效解决细纹、眼袋、黑眼圈、泪沟等问题。

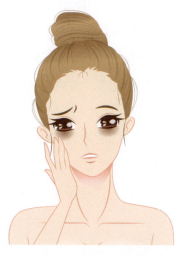

填平泪沟凹痕

为什么要填平泪沟凹痕？

泪沟又称睑颊沟，是由内眼角开始出现在下眼睑靠鼻侧的一条凹沟。之所以出现泪沟，多是因为眼眶隔膜下缘软组织萎缩下垂，严重者可延伸到脸颊。泪沟多是先天性的，眼部皮肤较薄的人尤其明显。

年轻时泪沟通常不明显，随着年龄的增加，皮下脂肪日渐萎缩，皮肤会变薄，弹性会降低，下眼睑内侧的泪沟就会日渐明显。

泪沟会让下眼睑的皮肤显得肿胀、突出，呈现一种面部衰老、无精打采的样子。

填平泪沟凹痕方法大比拼

泪沟的治疗方法多采用填充法。玻尿酸填充、胶原蛋白填充和自体脂肪移植填充等方法，均可以在一定程度上填平泪沟凹痕，治疗方法各有优缺点。

自体脂肪移植填充

自体脂肪移植填充需要在自己身体的大腿或腹部等脂肪多的部位，先抽取一定量的脂肪进行程序化处理，再填充在泪沟处，使泪沟变浅或者变平。人在术中需要承受吸脂手术疼痛，处理过的填充脂肪颗粒成活率并不稳定，通常需要2~3次的反复注射，适于较大量的填充需求。对于眼周等精细部位，不稳定的成活率会给术后效果带来极大的不确定性。

玻尿酸填充

玻尿酸填充，适合于皮肤皮层厚且弹性好，从皮肤表面看不到皮下血管的人。但玻尿酸吸水性较高，短时间内会导致水肿，而且如果注射量不合适，还会出现"透明感""硅胶脸"等不自然的状态，可能导致黑眼圈更严重。

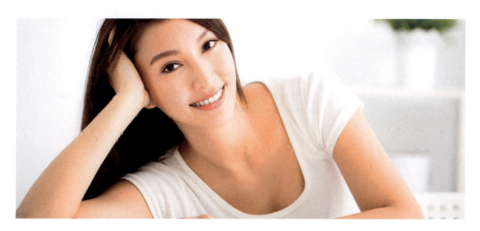

胶原蛋白填充

　　胶原蛋白的吸水性弱于玻尿酸，不容易导致水肿，还可以有效地预防黑眼圈。但眼周此部位的注射难度很高，目前胶原蛋白注射效果不好也无法溶解返工，因此一定要找好的医生。

轻医美医生为你答疑解惑

·01·

泪沟和眼袋傻傻分不清楚？

　　黑眼圈大家好区分，但眼袋和泪沟很多人却分不清楚，有的人只觉得自己有大眼袋，却忽略了伴随眼袋出现的泪沟问题，那么如何区分呢？

　　眼袋的形态更像是一个半圆形的"袋"状隆起，半圆形圆弧在下方；而泪沟则是自内眼角向下眼睑部位延伸的与鼻侧中间形成的凹陷，像一条弧形的沟。从侧面看，眼袋有突出的感觉，泪沟则是凹陷的感觉。泪沟的形状一般是"八"字形，接近鼻侧；眼袋则呈半圆形且颜色深。

·02·

泪沟分为哪些类型？

根据形态，泪沟可分为三种类型。

1级形态：从内眼角开始，靠近下眼睑与鼻侧之间的一条凹沟。多由眼周皮肤薄、脂肪少所致。可选用玻尿酸注射来改善。

2级形态：随着年龄的增长，脂肪萎缩，弹性下降，眼袋逐渐突出，与原本就容易凹陷的泪沟形成鲜明的对比，形成眼袋型泪沟。可采用眼袋去除和泪沟填充的综合治疗法。

3级形态：随着年龄的持续增长，老年人群的面部胶原蛋白、皮下脂肪丢失更多，脂肪垫松弛移位，再加上地心引力，皮肤松弛严重，基本都伴有严重的眼袋问题。这种形态的泪沟问题很难解决，需要进行整体面部的提升和综合治疗。

·03·

泪沟治疗后的注意事项

注射后24小时内不能沾水，建议第3天再化妆。

注射部位不能随意挤压、按摩，也不能局部热敷。

注射后注意补充水分，促进新陈代谢，缩短恢复时间。

注射后1个月内不要吃海鲜、辛辣刺激性食物，忌烟酒。

注射后1个月内尽量不要暴露在高温环境中，因为高温会加快玻尿酸的吸收。

注意眼部防晒。

·04·

用玻尿酸注射填充泪沟，为什么会容易加重黑眼圈?

　　泪沟处的血运丰富，如果注射操作不当，极易产生血肿，消肿虽快，但色素不易消退，进而形成黑眼圈。注射后的玻尿酸持续压迫，也会使泪沟局部血液循环变差，加重黑眼圈。

　　注射玻尿酸后，其胶体性状导致局部产生黑眼圈外观的光学现象，即丁达尔现象。当红肿消退后，泪沟部位注射的玻尿酸可因吸水性导致局部再次膨胀，使黑眼圈更为明显。血管型黑眼圈和皮肤较薄者很容易出现这种情况。

·05·

既然玻尿酸填充泪沟容易导致黑眼圈，那为什么要推荐呢?

　　这是因为玻尿酸填充泪沟适合皮肤较厚的求美者。而且任何注射美容都跟医生技术有很大关系，眼周注射玻尿酸时，推荐进行少量、深层次均匀的注射，效果更好。皮肤较薄的求美者，建议选择胶原蛋白填充法。

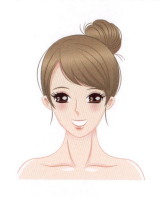

151

·06·

泪沟填充注射如何避免出现眼底的"毛毛虫"？

填充泪沟看起来简单，实际上需要极高的注射技巧和丰富的经验。无论是深度填充还是浅层的处理，对注射深度、注射量、进针角度都有讲究，还要选用适当的产品。

那么，注射过程应该注意什么呢？

注射层次首选深层骨膜层，较为自然和安全。

推注速度要缓慢，边推注边塑形，使填充剂均匀地平铺于泪沟凹陷处，避免形成结节，效果更自然。

浅层注射需注意剂量，如果深层注射不能完全填平泪沟，还需在浅层平铺注射来加强效果。如果在浅层注射过多的填充剂，很可能形成纤维包，做出面部表情时就会在眼底形成"虫"样的团块。

消除双下巴

为什么要消除双下巴？

双下巴又称下颌脂肪袋，是下巴或颈部脂肪组织堆积过多所致，随着年龄的增长，皮肤的老化，出现松弛下垂，双下巴会更加明显。

有了恼人的双下巴，颈部看上去臃肿短粗，面部看上去也显得肥胖，形似"满月脸""倒装脸""国字脸"等，失去了面部的轮廓美、线条美、曲线美，给人一种衰老之感。

消除双下巴方法大比拼

消除双下巴的轻医美项目主要包括吸脂、融脂等。

吸脂手术

　　下巴吸脂是利用负压的原理将下巴内多余的脂肪细胞进行吸取，从而达到瘦下巴的效果。适用于脂肪层相对比较厚的人群。

　　面部是身体脂肪量最不易反弹的部位之一，治疗后双下巴立即就消除了，维持效果的时间也较长。那么，下颌吸脂手术有哪些呢？

下颌注射器吸脂术

　　需要在皮肤制造切口，使注射器进入皮下颈阔肌的浅层脂肪内，利用注射器所产生的真空负压，抽吸出预处理的下颌脂肪袋。主要抽吸对象为颈阔肌外脂肪垫。这种吸脂术比较费时费力，疼痛感明显。

下颌电动负压吸脂术

　　在皮肤制造一个微小切口，使用电动吸引器或专用的负压吸脂机，利用真空负压将吸脂管通过切口置于皮下脂肪层，然后将下颌脂肪吸出。操作同样费时费力，损伤较大，疼痛明显，但吸出的脂肪经过纯化后可以再次利用。

下颌超声吸脂术

　　在皮肤制造微小切口，利用超声金属探头选择性地破坏皮下脂肪组织，生成脂肪乳化液，再利用负压抽出体外，去除下颌脂肪袋。超声吸脂的热效应疗效较好、恢复快，但可能会损伤皮肤、产生DNA损伤、癌变等不良反应，手术时间长，不适于浅层脂肪的抽吸。

下颌水动力吸脂术

"水动力吸脂术"的全称是Body-Jet水动力辅助吸脂系统，又称"360度螺旋式水刀减肥"。此吸脂术利用螺旋式水刀，通过加压水流精确作用于目标组织，有选择性地分离脂肪细胞。相比传统吸脂术，它对血管和神经的损伤要小得多，治疗快速、效果明显、风险较低。

下颌电子吸脂术

无须切口，利用正负电极所产生的高频电场，使面部皮下蓄积的脂肪细胞膜被破坏、裂解、液化成乳糜状，同时采用负压将破碎的脂肪混合液抽出体外，去除下颌脂肪袋。疼痛程度较低，抽出的脂肪会被破坏，不能再利用。

下颌共振吸脂术

无须手术切口或仅需微型切口，利用高压气泵使吸管头部产生高频振动，可将麻醉后已肿胀的脂肪组织震碎，对皮肤、血管及神经的损伤较轻。

融脂手术

融脂手术是利用专业的手术器材，精准定位到皮肤的脂肪层，对脂肪进行分解或者液化，来塑造下巴的线条。

融脂手术与吸脂手术相比，力度较小，主要作用是塑形，下巴脂肪层比较薄的人效果更好。这类手术对局部的创伤性比较小，术后做好身体上的护理，一般在1个月左右会逐渐恢复。缺点在于融脂会随着时间的推移而出现反弹，相对来说效果维持的时间较短。

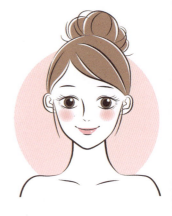

轻医美医生为你答疑解惑

·01·

双下巴形成的
原因有哪些?

　　脂肪堆积：肥胖是导致双下巴的主要原因之一。脂肪在下颌区长期堆积，就会凸显出双下巴。但并非所有肥胖的人都有双下巴。

　　下颌后缩：一种牙齿错颌畸形，以下颌后退为主要特点。多因下颌骨发育不足或位置后移，导致上下牙齿无法正确对齐，从而导致颈部脂肪堆积，形成双下巴。

　　肌肤衰老和松弛：随着年龄的增长，下巴的皮肤也会逐渐变得松弛、弹性不足，开始下垂，形成双下巴。

　　不良的姿势：长时间低头看手机或平板电脑，会使颈部和下巴部位的肌肉长期处于紧张状态，久而久之导致肌肉松弛下垂，形成双下巴。

·02·

市面上流传的消除
双下巴"神器"是
否真的有效?

　　这种"神器"往往宣传通过物理方法就可以瘦脸、瘦下巴。但实际上，需要在脸上"折腾"很长时间，也不一定能看到效果，而且面部皮肤敏感、娇弱，还容易过敏、爆痘。即使有一点点效果，也不会持久，因此如果想要立竿见影又持久的效果，还是要选择医美。

　　当然也有一些人，经过减肥，成功消除了双下巴，这往往依赖于面部脂肪的大量减少。

03

面部吸脂术后
注意事项有哪些?

　　由于皮下残留部分肿胀液，手术当天可能有较多渗出液体，术后3天内应佩戴弹力绷带，以起到对术区皮肤的固定及塑形作用。

　　术后不要自己打开敷料，以免污染伤口。

　　术后3～5天不能沐浴，以免伤口感染。

　　术后不吃海鲜及辛辣刺激性食物。

　　术后可进行轻度活动，不要一直卧床休息，可进行日常活动。

体态美，
是美丽不可或缺的部分

了解体态美的组成要素

女性体态美在社会和文化中具有非常重要的价值。一方面，它满足了人们对美的追求，给人带来审美享受和赞美。另一方面，它对女性自信和自尊心的建立起到积极作用。良好的体态美可以提升女性的社交能力，增强自我认同感，也与女性的社会地位和影响力相关，有助于获得机会和成功。同时，良好的体态美往往与健康和良好的生活习惯相关，对身心健康和生活质量有正面影响。我们应强调多样化美和身体形象的重要性，鼓励女性树立积极的身体形象观念，关注健康与幸福，并培养内在美和个性魅力。

当谈到女性体态美时，我们可以关注以下几个方面的要素：

01 姿势和姿态

保持正确的姿势和自信的姿态对于展现女性体态美至关重要。保持挺胸、放松肩膀、保持平衡的步态等更能够展现女性的优雅和魅力。

02 身体曲线

女性的身体曲线是体态美的重要特征。这包括腰部的纤细和曲线、臀部的丰满和曲线以及胸部的丰满度和形状等。适度的身体曲线可以营造出女性的柔美并增加吸引力。

03
腹部平坦度

保持平坦的腹部是女性对体态美的追求之一。良好的腹肌张力和适度的腹部肌肉紧致度能够营造出健康、有活力和苗条的形象。

04
身体比例

身体比例的协调和平衡也是女性体态美的重要因素。例如，上半身和下半身长度的比例、腰围和臀围的比例以及腿部的长度与身高的比例等。合适的身体比例可以给人一种协调的感觉。

05
肌肉线条

结实而线条流畅的肌肉可以增添女性体态的美感。适度的肌肉发达度可以塑造出健康有型的身体轮廓，赋予女性力量感和线条美。

需要注意的是，女性的体态美是多样化的，每个人都有独特的魅力和美丽之处。通过保持健康的生活方式，关注自己的身体需求，并以积极的态度展现个人魅力，我们可以更好地实现体态美。

常见的体形分类及标准

女性的体形可以根据身体的整体比例和形状进行分类和标准化。以下是一些常见的女性体形分类和标准：

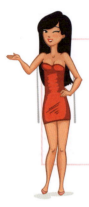

矩形

矩形体形者上半身和下半身的比例相对均衡，腰部线条不明显。这种体形通常缺乏明显的曲线和弧度。

梨形

梨形体形者下半身相对较丰满，包括臀部和大腿，而上半身相对较窄。这种体形的人通常具有较窄的肩膀和较宽的臀部。

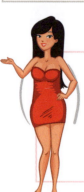

苹果形

苹果形体形者上半身相对较丰满，包括胸部和腰部，而下半身相对较瘦。这种体形通常伴随着丰满的胸部和较窄的臀部。

瓶形

　　瓶形体形指上半身和下半身的比例相对平衡，腰部线条明显收缩。这种体形通常具有丰满的胸部和臀部，腰部曲线明显。

　　需要注意的是，每个人的体形都有独特的特点，这些分类和标准只是一种常见的描述方式，并不意味着其中的任何体形更好或更优越。每个人都有自己独特的魅力和美丽之处，重要的是要根据自身的特点和需求来塑造和保持健康的身体形象。

159

调整体形轮廓，**再现美妙身姿**

肉毒毒素的巧妙运用

肉毒毒素在美容领域中应用广泛，除了控制动态皱纹，还可以在一定程度上调整身体轮廓，包括瘦小腿和瘦肩颈。但是这种治疗的剂量一般远大于面部除皱和咬肌注射，具体注射剂量和部位需要医生的综合评估。

肉毒毒素可以用于治疗肌肉过度紧张的情况。对于一些腿部肌肉过于发达或过于突出的人，肉毒毒素注射可以减轻肌肉的张力，使腿部线条更为柔和与纤细。选择性地削弱特定肌肉或者区域的收缩能力，可以改善腿部的轮廓，使腿部看起来更加修长。

肩颈部位的肌肉紧张常常导致肩颈肌肉线条不够优雅，给人一种肩背部过于宽大的感觉。肉毒毒素注射可以暂时性地放松肩颈部位的肌肉，使其变得柔软，从而改善肩颈的外观。它通过减少斜方肌和冈上肌的压力和张力，帮助肩颈肌肉线条显得更加修长和优美。

肉毒毒素虽然便于使用且效果显著，但仅作用于肌肉组织，对于伴随有脂肪层增厚的体形问题，还需要结合局部吸脂等手术来解决。

射频、光电类项目对于体形的改善

本书前面介绍过的射频、光电类项目，不仅在面部抗衰上有着重要作用，而且能通过单独或者辅助脂肪项目来改善体形。它对女性体形的改善可以在以下方面发挥作用：

减少脂肪

　　射频、光电类项目中的一些技术，如低能量激光和射频热能，可以促进脂肪细胞的分解和代谢。这些技术可以通过改变脂肪细胞的结构和功能，来减少脂肪的堆积，帮助改善女性身体的轮廓和形状。

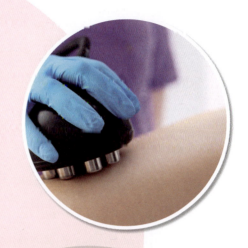

紧致皮肤

　　射频、光电类项目中的一些技术，如射频热能和激光刺激，可以刺激胶原蛋白的生成和再生，提高皮肤的弹性和紧致度，缓解女性身体部位的松弛和下垂现象。

改善瘢痕和纹路

　　光电操作中的激光技术可以改善身体上的瘢痕、妊娠纹和其他皮肤纹路。激光可以刺激皮肤细胞的再生和修复，促进胶原蛋白的产生，从而降低瘢痕和纹路的可见性，提高皮肤的光滑度和均匀性。

　　需要注意的是，射频、光电技术在美容领域中有多种应用方式和可操作的设备，具体的效果和适用范围可能因技术和设备的不同而有所差异。在选择和接受光电操作治疗之前，应该咨询专业医疗专家，了解技术的原理、风险和预期效果，并根据个人的情况进行评估和决策。

注射填充，再现胸、臀的迷人风采

　　轻医美在身体轮廓的塑造中扮演着重要的角色，特别是在注射填充方面，它可以帮助求美者再现胸部和臀部的迷人风采。

胸部填充

　　轻医美中的注射填充技术可以用于改善胸部的大小和形态，帮助女性实现理想中的丰盈效果。注射玻尿酸或进行脂肪移植，可以改善胸部的曲线，使其更加丰满、均匀和自然。

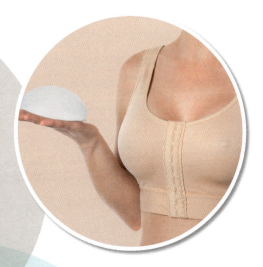

臀部填充

　　与胸部填充类似，轻医美也可以通过注射填充物来改善臀部的形状和体积。臀部填充可以通过给臀部区域注射适当的填充物来增加臀部的丰满度和曲线，使其更加饱满、有弹性和迷人。但与胸部不同的是，臀部美学形态的重点在于肌肉的形态，在大体积的填充容积下，臀部更容易出现下垂和分离感，所以更推荐只做形态边缘的修饰，重形不重量。

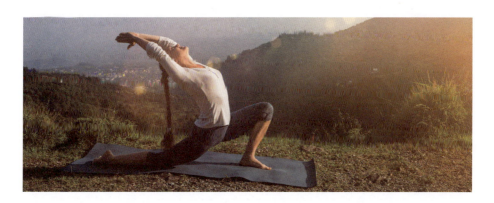

合理的运动是维持完美体形的基石

在追求完美体形的过程中，合理的运动是至关重要的，医美只能作为辅助。虽然医美技术可以在一定程度上改善外貌和轮廓，但医美并不能替代运动的作用。轻医美主要通过注射、填充、手术等方法来改变身体的外观，如改善曲线、增加丰满度或改变比例。然而，这些方法的效果通常是暂时的，并且需要定期进行维护和修复。与此同时，医美也需要经过专业医生的评估和操作，以确保安全性和效果的可控性。

所以维持完美体形的关键在于将运动作为生活方式的一部分，并结合均衡的饮食习惯。合理的运动计划可以包括有氧运动、力量训练和灵活性训练，良好的饮食习惯应该包括摄入充足的营养素、控制热量摄入并避免过度依赖外部手段来改变身体形态。一个近乎良好的体形，也是通过轻医美手段取得惊艳效果的关键，反之当基础条件太差时，得到的结果往往与事前的预想大相径庭。

综上所述，合理的运动是维持完美体形的基石，而医美手段只能作为辅助。通过坚持运动和健康饮食，我们可以塑造更健康、更自信的身体，并取得长期的效果。医美手段可以在需要时提供额外的帮助和修饰，但它们应该被视为一种补充而非替代运动和健康生活方式的手段。

Chapter 5
轻医美医生提醒：
术前术后不可忽视的问题

轻医美虽然简单、安全、快速、高效，

但是，"午餐式美容"的轻医美也不是神话，

常言道"三分术，七分护"，

术前术后的护理非常关键，千万别掉以轻心，

花点小心思才能为自己的美丽保驾护航！

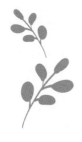

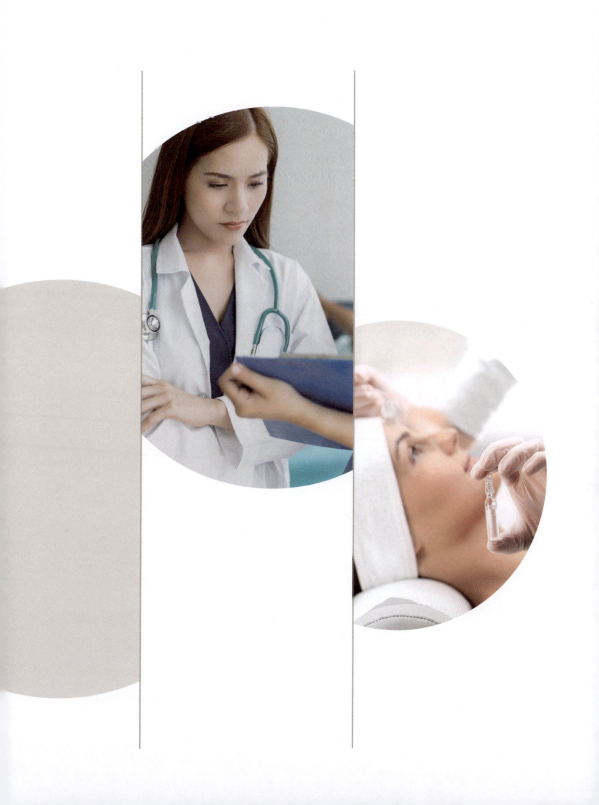

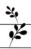

术前多补充**维生素C**

维生素C是一种人体自身无法合成的水溶性维生素，因显酸性，又具有防治坏血病的功效，故又名"L-抗坏血酸"，有"万能维生素"的美称。

维生素C的功效

进行轻医美项目之前，尤其是做一些小手术，会对皮肤造成轻微的损伤，可以在术前补充一些维生素C。维生素C能使身体更好、更快地恢复，从而达到更好的效果，还可以给肌肤带来养分，调节肌肤状态。

除了可以促进伤口的愈合，维生素C还有着其他不错的功效。

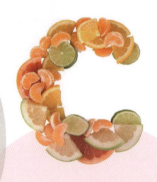

促进胶原蛋白的形成

维生素C在合成胶原蛋白的过程中起着重要的作用。如果缺乏维生素C，伤口愈合会变得缓慢，还会导致细胞连接障碍，血管、骨骼、内脏等组织出现问题。

促进铁、钙、叶酸的吸收

维生素C的强还原性可以促进铁蛋白、钙、叶酸的储存，有利于预防缺铁性贫血、骨质疏松、巨幼红细胞性贫血等疾病。

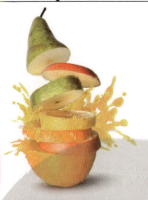

抗氧化作用

维生素C是强有力的抗氧化剂，可以保护维生素A、维生素E等其他抗氧化剂免受氧化破坏，还能抑制脂质过氧化自由基生成，减轻自由基对人体的伤害。

参与胆固醇的代谢

维生素C可参与类固醇的羟基化反应，使胆固醇转化为胆汁酸，促进脂类的消化吸收，防止胆固醇在动脉内壁沉积，具有预防动脉硬化的作用。

解毒

维生素C还被誉为"万能解毒剂"，在肝脏解毒中起着重要作用，可有效预防铅、镉、汞等有害重金属对人体的毒害作用。

防癌作用

维生素C的抗氧化作用可以抵御自由基对细胞的伤害，防止细胞变异；强大的还原性可以阻断亚硝基化进程，抑制亚硝胺（致癌物）的形成；促进胶原蛋白的合成，有助于防止癌细胞的扩散。

不过维生素C虽好，但服用需适量，若超量服用，会刺激胃黏膜从而导致胃黏膜损伤，或带来小便不利等不良反应。

167

如何补充维生素C

维生素C对人的身体大有益处，有效补充维生素C的方法包括食物补充和药物制剂补充。

01 水果类

我们都知道柠檬维生素C含量较多，因此人们常常喝柠檬水。那么你是用干柠檬泡水还是用鲜柠檬泡水呢？最常见的干柠檬在补充维生素C方面，效果其实并不太好，这是因为经过脱水处理的干柠檬片所含的维生素C已大量减少。因此，如果喝柠檬水或柠檬汁，尽量选择新鲜的柠檬。

七成熟的圣女果、半熟的猕猴桃中维生素C含量最高。如橙子、柚子、草莓、蓝莓和黑加仑等水果，都富含维生素C。每100克新鲜柑橘类水果通常含有50～60毫克维生素C。

02 蔬菜类

菠菜、生菜、花椰菜、西红柿和土豆等蔬菜也富含维生素C。每100克新鲜蔬菜中，西红柿通常含有约30毫克维生素C。

03 其他食物类

某些肉类、海鲜和坚果也含有一定量的维生素C。

04 维生素C制剂

如果需要在短时间内补充维生素C，则可以在医生指导下服用药剂。比如多种维生素咀嚼片、维生素C片、多维元素片等，既可以补充身体所需要的维生素C，还可以预防维生素缺乏症，增强身体的免疫力。但是服用药剂补充维生素C一定要遵医嘱，一般不建议长期服用，避免产生药物依赖性或引发结石。

术前**深度清洁**肌肤

术前深度肌肤清洁，可以减少体表常见细菌的数量，达到降低术后切口感染率的目的。但也不要过度清洁，以免引起皮肤敏感。

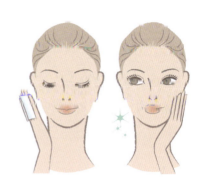

不管是哪种医美方法，都会对皮肤造成一定的损伤。因此，术前术后都要做好皮肤的补水工作，尤其术后恢复期，以达到更完美的效果。

深度清洁的注意事项

进行面部深度清洁护理时，有一些事项需要注意，以保持肌肤的健康状态。

·**01**·
保湿

面部深度清洁后，肌肤可能会感到干燥，要注意保湿，可根据自己的肤质选择乳液、面霜、精华等保湿产品，保湿护肤时将产品适量涂抹在脸部，尽量轻轻按摩至保湿产品完全吸收，帮助肌肤锁住水分。平时还要保持充足的睡眠、均衡的饮食，多饮水。

·**02**·
防晒

面部深度清洁后，肌肤可能对紫外线的敏感度增加，需要注意防晒。可使用物理防晒或防晒乳、防晒霜等防晒护肤品，涂抹均匀后，按摩至完全吸收。

·03·

不要过度清洁

　　进行深度清洁时，注意按摩要轻柔，避免对肌肤造成过度刺激。深度清洁每周进行1～2次即可。

·04·

遵循正确顺序

　　深度清洁有一定的顺序，通常先用温水清洁，再使用其他清洁工具辅助，以此来达到最佳清洁效果。

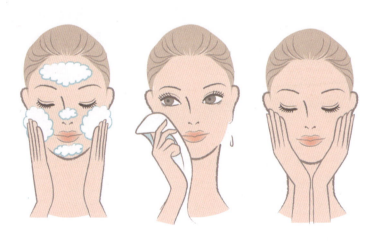

术前术后的饮食

在接受轻医美手术前后，需要调整自己的饮食和生活方式，要想达到最佳的效果，手术前后的饮食大有讲究。

术前禁食禁饮时间

通常术前的禁食禁饮时间为12小时。如果在术前进食和饮水，可能会导致手术中出现恶心、呕吐等不良反应，影响手术效果。通常进水后1小时胃排空大约95%，固体食物排空需要4~6小时。不同的项目禁食禁饮时间也不同，具体需要咨询医生。

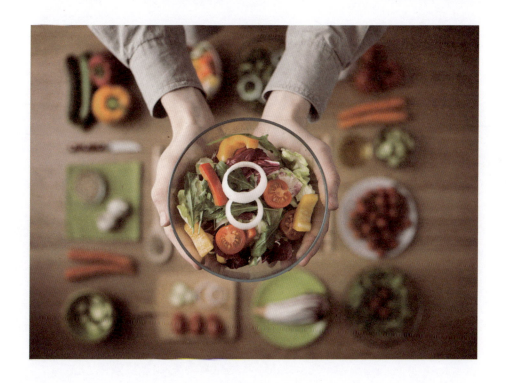

术前术后饮食禁忌

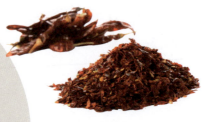

高盐、肥腻食物

　　手术前两周，摄入过多的高盐肥腻食物，会使身体的组织和血液中含有过量的水分，造成面部水肿和炎症，更会导致手术难度增加。咸鱼、腊肉等高盐食物可能导致身体水肿，影响术后的恢复效果。

高糖食物

　　高糖食物（如糖果、饮料等）可能导致血糖波动，影响身体恢复。

硬度大的食物

　　如果进行口腔内或周围的轻医美，术后一定要吃软食，尽量减少因用力咀嚼而导致的手术切口裂开、创面出血等问题。

易致敏食物

　　螃蟹、虾等甲壳类动物因含有组胺等成分，容易引起过敏；杧果、菠萝等热带水果易引发过敏。如果术后发生过敏，皮肤会发红、起皮疹，还会有脱皮、瘙痒等症状，影响恢复效果。

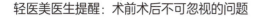

辛辣、过烫的食物

食用后，会出现燥热、出汗等反应，若手术切口附近的汗腺大量分泌汗液，容易导致局部细菌繁殖，不利于创面愈合，还会增加术后感染的风险。

含酒精或咖啡因的饮料

术前术后一周，避免饮用含有酒精或咖啡因的饮料，以免影响身体各系统的功能。

术前术后健康饮食

多吃富含维生素的食物

增加新鲜水果、蔬菜的摄入量。它们不仅含有丰富的维生素和矿物质，可帮助身体排毒，促进消化，还能增强身体的免疫力，帮助身体抵御感染。

多吃富含蛋白质的食物

如肉类、鱼、豆类、牛奶、蛋类等，增加蛋白质的摄入量，可以帮助伤口愈合，加速术后恢复。

少食多餐

建议每天可以吃5餐，午餐和晚餐时增加蔬菜汤，两餐之间吃水果，以补充体力。术后往往咀嚼不便，可以多食用有营养的半流食，增加营养，促进术后恢复。

多喝水

及时给皮肤补充水分，同时确保每天摄入足够的水分，帮助身体排毒，加快皮肤的新陈代谢，促进术后恢复。

术后注意**防晒**

总有人问，为什么我的医美效果并不太好？其实医美后的护理非常重要，而防晒绝对是重中之重，尤其是一些光电类医美项目。

为什么术后更要加强防晒

医美治疗大多先破坏后重建，术后肌肤比较脆弱，角质屏障变得很薄弱，极易受到外界环境的刺激，所以医美术后修护的关键期就尤为重要，尤其是光电类医美项目。

比如最常见的激光类治疗，本质上都属于光热疗法，会对皮肤产生热损伤，刺激皮肤本身重新修复，以此达到相应的治疗目的。但治疗后的皮肤比较娇嫩、敏感，更易受到外界刺激的影响，因此出门在外一定要严格防晒。

有人做完医美项目后，经常会出现一种"反黑"反应，其实也跟术后护理不周有关。术后新生皮肤如果被晒伤，会形成炎症后色素沉着，俗称为"反黑"。反黑一旦出现，可能需要数月甚至数年才能完全褪去。

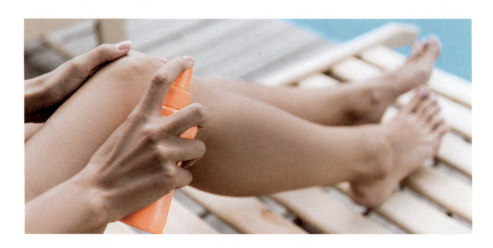

一般情况下，出现反黑情况，多是因为皮肤损伤后黑色素的过度生成或不规则分布，引起反应性色素沉着。形成原因包括内因和外因：内因多由皮肤状况不佳或由与疾病有关的炎症引起，如痤疮后痘印；外因则与化学、物理损伤产生的炎症有关，如手术切口处的色素沉着、光电灼伤后产生的色素沉着、紫外线晒伤等。

如何防晒

化学防晒剂——利用皮肤表面的化学品吸收并中和紫外线，避免紫外线射入皮肤内部。

必须进行户外活动的，建议每2～3小时补擦一次防晒霜，否则防晒效果会大打折扣。

一般情况下选择防晒指数SPF20以下的即可，长时间外出时使用防晒指数为SPF20～40的，至于SPF40以上的防晒品，在严重暴晒时才有必要使用。

室内也要防晒

阳光可以穿透玻璃进入室内，此外，室内的灯光、电脑屏幕等会产生光电辐射，长期暴露在这些光源下会对皮肤造成伤害。

记得卸妆

涂防晒霜后要不要卸妆呢？如果是防水型防晒霜，就需要卸妆，否则可能会堵塞毛孔，使皮肤出现红肿、发炎等症状，温和清洁掉即可。

适当补充维生素C、维生素E

维生素C可以抑制黑色素的产生，维生素E能在一定程度上起到抗氧化的作用，能有效抵抗黑色素沉积。

175

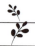

物理防晒方法

尽量避免中午的户外活动，如果一定要出门，做好打伞、戴帽子、戴墨镜、穿长袖等防护。

防晒指数怎么看？

SPF值越小，防晒效果越差；SPF值越大，防晒效果越好。

PA+代表具有维护功效，PA+++则代表着具备很好的维护功效。

在使用的剂量上，每次至少需有1～2毫升的量，才能达到最佳的隔离效果。

涂抹防晒霜

术后3～7天，若皮肤开始结痂，或者脱落后仍有色素沉着，这时候不能光依靠物理防晒了。在继续做好物理防晒的同时，还可以选择安全性高、防晒效果好的防晒霜，皮肤敏感者更应做好防晒工作。

化学防晒霜要在出门前30分钟左右涂抹。

物理防晒剂——通过防晒剂分子停留在皮肤表面形成保护膜，通过阻挡、反射和散射来隔离紫外线。

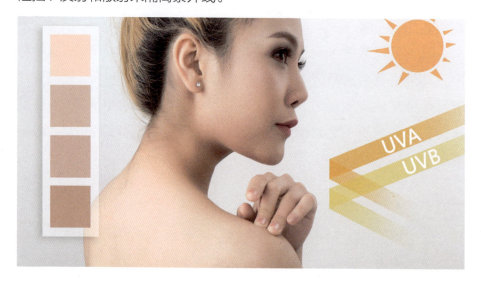

术后**远离烟酒**

　　我们都知道吸烟、酗酒对身体有害，其实它们对肌肤而言同样有害。做了轻医美手术后，通常都需要禁烟禁酒，以免影响术后的恢复状况，可是很多人却觉得，一个轻医美而已，真有必要绝对禁烟禁酒吗？

吸烟的危害性

影响伤口愈合

　　吸烟会在一定程度上降低血氧饱和度，烟草中的尼古丁和烟焦油可使皮下血液循环变慢，阻碍肌肤的新陈代谢，使伤口愈合变慢。尼古丁还会引起血管收缩，破坏免疫功能，容易造成手术后的伤口感染。

造成瘢痕增生

　　在伤口愈合过程中，体内的成纤维细胞会移动到受伤组织，分泌生长因子、细胞激素及细胞外间质成分，以此促进伤口愈合。但是烟中的尼古丁等成分会使成纤维细胞中的细胞骨架成分发生改变，成纤维细胞无法移动，胶原蛋白合成也变得缓慢，进而使伤口难以愈合。同时，成纤维细胞会在伤口周围聚集，不断分泌细胞外间质成分，容易产生瘢痕。

缩短肉毒毒素的功效	影响瘀青的消退
吸烟并不会立即抵消注射肉毒毒素治疗的益处，但往往会降低治疗的效果。	如果术后皮肤产生了瘀青，吸烟也不利于瘀青的消散。

酒精的"杀伤力"

不利于术后消肿

　　轻医美虽然不会产生切口或产生的切口很小，但皮肤多少会受到一些损伤，部分人可能还会产生皮肤肿胀，如果术后频繁喝酒，会使血管扩张，导致手术部位变得肿胀，严重者可能会导致伤口发炎。

加重伤口疼痛感

　　酒精会破坏药物的作用，术后饮酒会消散止痛药的作用，加重疼痛感。

加重出血

　　如果术后皮肤出现渗血现象，饮酒会引起局部血肿，出现皮下瘀血，不利于术后的恢复。

影响药物吸收

　　术后饮酒不仅会影响消炎药或止痛药的吸收，酒精还很容易和它们发生反应，影响药物的作用，还会让部分药物变成有害物质，引起严重反应。

导致皮肤干燥

　　体内酒精过多会抑制人体抗利尿激素的产生，导致尿液增多。术后的皮肤本来就很缺水，急需补水和保湿，而术后频繁饮酒可导致皮肤干燥、缺水，不利于术后恢复。

术后适量**补充脂肪**

其实人体内的油脂并非百害而无一利，肥胖症也不单单是脂肪的问题。人体内必须补充适量的脂肪，才能保证肌肉力量，维持身体健康。要学会区分"好脂肪"和"坏脂肪"。你没看错，脂肪也是分好坏的。如果常常在外边吃饭、点外卖，长期节食减肥、爱吃油炸食品的人，很可能会因为体内的油脂摄取不平衡而感到疲倦无力。

如果体内脂肪失衡，就会影响细胞膜的通透性，使其无法吸收养分，垃圾毒素又难以排出，使细胞过早衰亡。细胞膜不完整，就会受到细菌、病毒、自由基的攻击，皮肤容易出现各种炎症等问题。

什么是"好脂肪"

"好脂肪"指植物油，包括橄榄油、菜籽油、玉米油、大豆油、花生油、葵花籽油等；坚果，如杏仁、腰果、榛子、开心果、核桃等；鱼油，鱼类的脂肪富含EPA（二十碳五烯酸）、DHA（二十二碳六烯酸）。

"好脂肪"通常含有人体必需脂肪酸——α-亚麻酸和亚油酸。α-亚麻酸具有抗炎作用，可帮助减轻手术后的疼痛和炎症。亚油酸可以帮助皮脂腺代谢，舒缓皮肤过敏和湿疹症状，可以防止皮肤干燥、脱水，保持皮肤健康。

身体缺乏亚油酸会出现皮肤无弹性、干燥、起皮等症状；缺乏α-亚麻酸会出现注意力不集中、记忆力差、易怒焦虑、炎症多发等症状，皮肤可能会发炎、干燥、脱皮、敏感等。

人体内的α-亚麻酸和亚油酸需要保持平衡，一般在4:1，但现实中由于人们大量摄入肉、蛋、奶、精米、精面、花生油等，α-亚麻酸的摄入量偏多。

α-亚麻酸多以花生油、玉米油、豆油、菜籽油、芝麻油为代表；亚油酸则以紫苏油、亚麻籽油、火麻油、沙棘油为代表，核桃里也有少量。

核桃、亚麻籽、奇亚籽、纳豆等种子或坚果是获得亚油酸和健康脂肪的良好途径，鱼类及其制品也是亚油酸的重要来源，比如大西洋鲭鱼、鲑鱼、鲑鱼鱼油、鱼肝油、鲱鱼、长鳍金枪鱼、沙丁鱼等。

什么是"坏脂肪"

"坏脂肪"往往富含饱和脂肪酸，比如黄油、猪油、牛油、羊油、棕榈油、椰子油等。

反式脂肪酸也叫氢化油，是对身体危害最大的一种人造油，人造奶油、煎炸食物的花生油都属于反式脂肪酸。食品油非常敏感，稍微处理不当就会变成有毒物质。

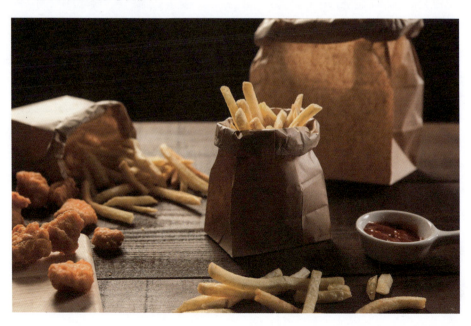

术后宜选择温和不刺激的**护肤品**

术后护肤品须知

拒绝抗痘护肤品

抗痘护肤品虽然能够快速改善痘肌，但里面含有的抗痘成分过于刺激，可能会对术后肌肤造成二次伤害，影响恢复。

拒绝过度护肤

我们强调术后要多注意护肤，但并不是无节制地使用护肤品，这样会对皮肤造成负担，尤其医用修复护肤品要适量使用。

拒绝激素和醇类成分护肤品

此类护肤品虽然能够快速缓解肌肤不适，但长期使用会引起皮肤老化等不良反应。

拒绝刺激性护肤品

术后少用或不用含有酒精或刺激性成分的护肤品，以免引起皮肤过敏。

拒绝去角质和深层清洁

避免桑拿、温泉等热刺激，局部不宜揉搓、按摩，忌磨砂、去角质、去死皮、排毒等深层清洁或护理面膜。

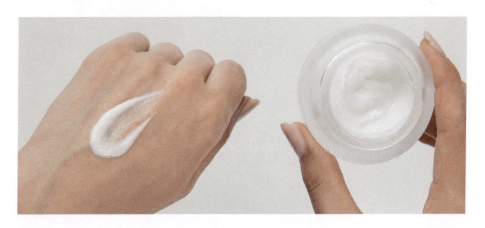

Chapter 6
常见问题答疑

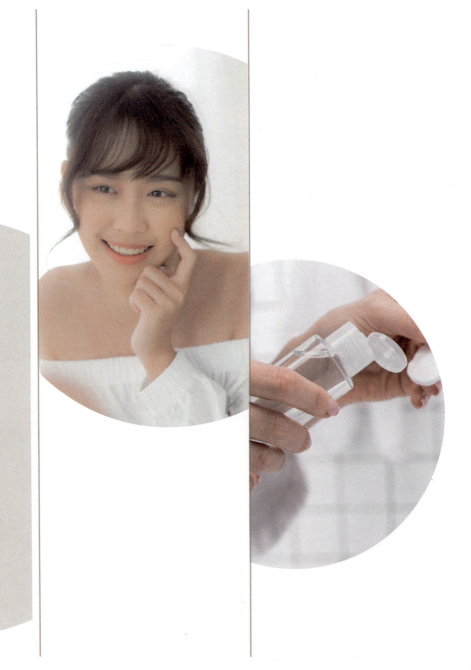

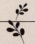

·01·

符合什么条件的美白产品才是正规安全的

美白护肤品的安全性比功效更重要。如果一款美白产品宣称美白功效特别好，但用完后可能会发生脱皮、刺痛、爆痘等过敏症状，那么这样的美白产品一定是不能使用的。

怎么知道美白产品是否安全呢？我们可以从以下方面加以分辨。

看批准文号

特殊化妆品的批准文号含有"特"字，比如祛斑美白类化妆品必须经过国家药品监督管理局注册后方可上市。批准文号格式如下：

国产产品为"国妆特字G2024×××"（国妆特字G+年份+4位顺序号）；

进口产品为"国妆特进字J2024×××"（国妆特进字J+年份+4位顺序号）。

我们可以通过国家药品监督管理局官网或国家药品监督管理局"化妆品监管"App核对产品注册信息与实际标签标注信息的一致性。

看原料的安全性

根据《化妆品注册备案资料管理规定》的要求，自2022年1月1日起，注册人、备案人申请注册或者进行备案时，应提供具有防腐、防晒、着色、染发、祛斑美白功能原料的安全相关信息。

自2023年1月1日起，注册人、备案人申请注册或者进行备案时，应当提供全部原料的安全相关信息。此前已经取得注册或者完成备案的化妆品，注册人、备案人应当在2023年5月1日前补充提供产品配方中全部原料的相关信息。

正规渠道购买

购买美白产品一定要从正规渠道买合格品牌的产品，注意查看生产日期，是不是新批次。

看产品功效成分

有很多美白产品，与美白相关的成分并不多，甚至少得可怜，仅仅只是概念性添加，根本达不到起效量，使用后无法产生实际功效。

美白产品中常用的有效成分包括：

酪氨酸酶抑制剂等。比如熊果苷、苯乙基间苯二酚（377）、4-丁基间苯二酚、己基间苯二酚、异丁酰胺基噻唑基间苯二酚（Thiamidol）、氢醌（间苯二酚）、光甘草定、曲酸、氨甲环酸（传明酸）、4-甲氧基水杨酸钾（4MSK）等。

区分是不是物理美白

我国把以物理遮盖形式达到皮肤美白、增白效果的产品也归于祛斑美白类化妆品。这类产品只是起到临时的遮盖性美白作用，并不能使皮肤从实际上得到改善，但产品类别处依然印有"祛斑美白类"字样。

如何区分呢？可以仔细看成分表，比如二氧化钛、氧化锌、云母、滑石粉等原料，都是常用的物理美白成分。

看法规要求

根据《化妆品功效宣称评价规范》规定，自2022年1月1日起，新申请注册的祛斑美白类化妆品，应当由化妆品注册和备案检验机构按照强制性国家标准、技术规范的要求开展人体功效评价试验，并出具报告，由化妆品注册人在国家药品监督管理局指定的专门网站上传产品功效宣称依据的摘要。

此外，规范还规定了化妆品标签应全成分标示，化妆品配方中所有不超过0.1%（w/w）的成分应当以"其他微量成分"作为引导语引出另行标注。

·02·
口服玻尿酸真的有用吗

继胶原蛋白口服产品后，口服玻尿酸又刮起了新风潮，玻尿酸饮用水、玻尿酸气泡水、玻尿酸软糖、玻尿酸口服液等产品层出不穷，但口服玻尿酸制品真的有效吗？

透明质酸（即玻尿酸，HA）自2021年1月起被国家卫健委批准为新食品原料，可应用于普通食品添加。

口服玻尿酸可能在保护胃肠道健康、缓解骨关节炎等方面有一定作用。但口服玻尿酸对美容的有效性有待商榷，目前尚缺乏足够可靠的证据支持。

因为玻尿酸口服后会被消化分解成小分子物质，有的可能为身体提供能量，有的可能参与合成大分子物质等，但真正能被人体吸收的很少，最终能稳定"长"在脸上的，更是少之又少，很难直接对我们的皮肤产生影响。

·03·
市场上的美白丸真的有效吗

美白丸可以起到一定的美白效果，但是效果因人而异，而且不是永久性的，建议不要盲目使用。

美白丸属于保健类药品，含有较多的维生素C，具有较强的抗氧化作用，可以抑制酪氨酸酶的活性，也能促进身体当中的氧自由基快速排泄，还能抑制黑色素合成，从而达到美白皮肤的效果。

有些美白丸中也含有白术、白芍、党参、黄芪等中草药成分，虽然可以调理脏腑，起到美容养颜、祛斑等功效，但大剂量的服用可能会对人体的肝肾造成负担，对胃肠道有刺激。

建议在医生的指导下使用维生素C片、维生素E软胶囊、谷胱甘肽片等，用来改善肤色。在饮食上要多吃小黄瓜、草莓、番茄、橙子等富含维生素C的新鲜水果。

·04·
"早C晚A"
真的适合你吗

"早C晚A"是近年来在美妆界流行的一种新兴护肤理念，即早上使用富含维生素C（美白、抗氧化、抗老化）成分的护肤品，晚上使用富含维生素A（抗老、修复）成分的护肤品。早晚使用含有这两种成分的护肤品，可以达到美白抗衰的护肤效果，但并非所有人都适合这种形式。维生素A类的产品有剥脱性，主要针对角化过度的皮肤，适合皮肤不易敏感，同时有抗初老需求的求美者。不适合敏感肌，以及有严重皮肤问题的求美者。吸收过量维生素A会对婴儿或胎儿造成危害，不适合孕产妇或有备孕计划的求美者。

"早C晚A"需要建立皮肤耐受性，可以遵从"低频次到高频次，低浓度到高浓度、低活性到高活性"的原则，不适合追求"速效美容"的求美者。早上使用富含维生素C的产品后，要注意防晒。

·05·

徒手整形可实现瘦脸吗

徒手整形，指对面部的推拿或按摩，主要是用手指按压颧骨。这种项目号称可通过挤压脂肪，缩小骨缝，改变颅骨位置，就能消除双下巴，改变大小脸，甚至变"V"脸。但它真的可以瘦脸吗？

其实，徒手整形并不能达到瘦脸的目的。

这种面部按摩只会促进局部的血液循环，在按摩后短暂使皮肤变得紧致一点儿。但是想通过徒手按摩的方式来改善脸部效果并不太现实，如果方法不当，长时间地大力挤压揉捏，甚至可能对面部造成一定的伤害。

·06·

如何识别注射类假冒产品

注射美容，就是通过将特定的药物或填充物注入皮肤表面或深层组织，以达到改善面貌或肤色的目的，比如肉毒毒素注射、玻尿酸填充、胶原蛋白注射等。但是市场上还存在很多假冒产品，一些不法机构可能会使用不明注射物来进行美容。

看外观：通常正规的注射物包装上会有清晰的中文标识，包括品名、医药或器械批号、生产厂家、生产日期、使用期限范围等信息。而不明注射物则通常只有一个简单的标签和含糊的使用范围，批文多是化妆品批号或没有批号。

187

　　看注射物的成分：正规注射物一般都会标注其成分和作用以及可能会出现的副作用，可以通过查询相关资料或咨询专业医生来了解其成分和作用。而不明注射物则通常成分不明、作用不清。

　　观察注射后的反应：正规注射物在注射后一般不会有明显的红肿、疼痛、瘙痒等不适反应，而一些不明注射物可能会导致不良反应。如果注射后出现异常排斥反应，需要密切观察并及时就医。

·07·

护肤品可以放在冰箱里保存吗

　　不是所有护肤品都适合放入冰箱中，冷藏方法也要因产品的配方和质地而定。含水分较多的护肤品或者精油类护肤品，不宜放入冰箱。质地较为稠密的护肤品可以放入冰箱中，以延长其保质期。需要注意的是，放置在冰箱内的护肤品也有可能被冰箱气味污染，使用前应进行嗅闻测试。

　　护肤品的最佳保存温度为5～25℃。但如果冰镇后又放在常温下，补水效果会大打折扣。

·08·

你会用黄瓜片敷面膜吗

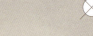

　　黄瓜因为含有大量水分，被很多人用来做纯天然面膜，但刚切的黄瓜片不适于直接敷在脸上。刚切下来的黄瓜片表面会生成一种露珠状的黏稠物，如果立即用来敷面，会造成皮肤紧绷，使皮肤更加干燥。可以选用黄瓜汁敷脸10～20分钟。

·09·
如何用"摇一摇"辨别化妆水

辨别化妆水的好坏有简单的小妙招，那就是摇一摇。买化妆水之前，用力摇一下瓶子，摇完之后观察瓶子中产生的泡泡。

如果泡泡丰富细腻，有厚厚的一层，而且经久不消，那就是好化妆水。

如果泡泡很少，说明营养成分少。

如果泡泡多且大，说明含有水杨酸。一般洁肤效果较好，不过刺激性比较大，不适合敏感肌。

如果立马出现很多很细的泡泡但又很快消失了，那说明其中可能含有酒精成分，仔细看下成分表。含酒精的化妆水偶尔使用可以消炎、抗菌，但长期使用容易伤害皮肤。

·10·
家用美容仪是不是智商税

并不全是智商税。家用美容仪（射频美容仪）可通过热损伤启动皮肤的修复再生，持续刺激胶原蛋白修复新生，对预防早衰、日常保养有一定效果。但想要更好的效果还是需要通过其他方式。

目前市场上家用美容仪的功能相差无几，而且一般宣传效果与实际功效之间往往存在巨大差距。

对于有抗衰老需求、自律性强、能坚持花很多时间来护肤保养的求美者有一定效果，但不要期望太高。

·11·
不建议做的医美项目

眼睑下至：就是人为地把下眼睑三分之一处下拉固定，让眼睛看起来更大，楚楚动人。但这种医美伤害了眼睛正常的生理结构，后期可能会出现角膜溃疡、干眼症等问题。这种做法是非常不可取的。

189

酒窝形成术：医美做的酒窝涉及切开、结扎、缝线等多个步骤，笑与不笑都有，显得很不自然。

玻尿酸隆鼻和线雕隆鼻：玻尿酸隆鼻打一两次还可以，打多了之后鼻部就会显得肿胀，特别是鼻头，千万不能使用玻尿酸。线雕隆鼻只是靠线体的牵引，无法搭建稳定持久的鼻头支架，可能导致"线体穿出"。

小腿神经离断术：肌肉型的腿壮，可以使用瘦腿针瘦腿；脂肪型的腿粗，可以使用吸脂的方式。但是我们国家明令禁止小腿神经离断瘦腿，它会导致腿部长时间无力，甚至无法正常生活。运动后又会出现腓肠肌代偿性的肥大，不仅破坏了腿神经，而且达不到瘦腿的效果。

断骨增高手术：国家明令禁止开展以增高为目的的断骨手术，它可能导致双腿长短不一甚至残疾，使人无法正常走路。

干细胞美容：干细胞目前还处在科研阶段，并未应用于医美领域，安全性尚待考证。而且干细胞的培养、运输条件要求苛刻，一些美容院的噱头可能只是"改头换面"的生长因子。

融脂针：目前在国内没有批文，主要成分包括乳化剂、局部麻醉药等。乳化剂具有较强的破坏脂肪细胞膜的作用，注射后药物弥散深度和宽度难以控制，会有不可控的后遗症，比如导致凹凸不平、色素沉着、皮肤溃烂坏死等问题，有毁容的风险。

求美者一定要警惕十全十美的心理，少做美上加美的手术。没必要为了自己认为的小缺陷、小瑕疵，选择可能会带来副作用的医美项目。

· 12 ·
必须远离的非法注射物

非法注射物可能导致毁容，求美者一定要擦亮眼睛。下面，给大家整理了几种常见的非法医美注射物：

奥美定：国家2006年就已明文规定禁止使用奥美定。它是一种与玻尿酸性质相似的注射物，经常被一些机构用来冒充各类玻尿酸进行注射，注射后会出现不同程度的游移、结块、红肿、持续性疼痛、糜烂流脓等症状，且这种注射物分解后易产生致癌物质，无法被代谢掉。

骨粉：是一种采用羟基磷灰石的人工骨材料，属于不可吸收的填充剂，多被用在面部较薄的皮下层。用于隆鼻等项目时可能出现感染、红肿、硬结、移位等症状，且难以取出。

生长因子：最大的特点是组织不可控性生长，可能出现变形、硬块、结节、肿胀物越来越大、凹凸不平等症状，甚至需要手术切除，风险极大。如果在鼻子部位注射，会不受控制地生长，变成"长鼻人"。

硅油：注射后容易发生流动，导致注射部位变形。硅油还会黏牢肌肉组织、腐蚀骨头，且不易分离。注射后想修复非常难，严重者还会出现皮肤坏死、局部溃烂等症状。

葡聚糖：一种被包装成"生物肋骨鼻"的注射物，国内并未获得合法审批。注射后容易发生游离和扩散，手术也很难取干净，久之可能产生炎症和纤维化。

微晶瓷：一种生物软陶瓷，用来注射的是半固体状，注射后会长久地留在注射部位，且并发症较多，容易出现皮肤变色、结节等问题，取出难度大。稳定后的微晶瓷会变得很僵硬，若注射层次过浅，还会出现鼻尖溃烂的情况。

·13·
如何区分敏感肌、皮肤炎症

很多人分不清自己是敏感肌还是皮肤炎症，应该怎么区分呢？

敏感肌的特征包括敏感性高、高反应性、耐受性差，主要表现为阵发性或周期性刺痛、烧灼感、紧绷感，自我感觉皮肤干燥，严重的会出现瘙痒。敏感肌出现的红斑，一般可自行消退或经过治疗快速消退到正常肤色。

当出现大面积持续不退的红斑、粉刺、皮疹等情况时，就不是单纯的敏感肌了。这种情况可能是玫瑰痤疮，也可能是面部皮炎，其治疗方法与敏感肌有着本质区别，一定要及时去医院就诊，接受正规治疗。

·14·
常见3种敏感肌护肤指南

敏感肌一般可分为干性敏感（干敏）、油性敏感（油敏）和激素敏感。敏感肌容易对防晒化妆品产生刺激反应，一般不建议使用防晒凝胶以及高防晒指数的防晒化妆品，可选择物理遮盖的方式进行防晒。

干敏特征：肌肤极度缺水，用护肤品会有刺痛，可能还伴随脱皮、泛红、晒伤、长痘等反应。日常护肤应注意补水，使用具备屏障修复功能的保湿霜或乳液，使用温和清洁产品，避免用热水洗脸。

油敏特征：外油内干，主要表现为痒、刺痛感、紧绷感、长痘、长粉刺、脸颊发红等。日常护肤不是控油，而是补水，因为过度控油会使皮肤更加干燥，加剧出油现象。平时应注意温和清洁皮肤，进行深度补水和使用修复类面霜。

激素敏特征：因长期使用含有激素、铅、汞等有害物质的护肤产品，导致皮肤角质层变薄，表现为红肿、刺痒、长痘痘等。及时停用含有激素的产品，改用成分温和、无刺激的产品，建议暂时不要刷酸，不要做激光美容。

·15·

抗衰到底要不要"抗糖"

很多人认为，过多摄入糖类食品，容易长斑、长痘，更会使皮肤松弛、下垂、长皱纹，因此，逐渐流行起"抗糖饮食法"。为了阻止糖分的摄入，有人除了拒绝甜食，甚至拒绝主食。还有人服用抗糖丸、饮用抗糖饮品等，那么这些抗糖类产品对于抗衰有用吗？

实际上，身体内糖化反应可能引起皮肤弹性变差这些说法，都缺乏权威的科学证明，大部分都是商家宣传的噱头，很难确定抗糖类产品会产生多大的抗衰效果。

一般而言，只要新陈代谢正常，人体可以自动消除这些糖化产物，尤其是新陈代谢旺盛的中青年女性，更无须特意去"抗糖"。如果一味地戒糖，拒绝摄入含糖食物，身体反而要承受低血糖带来的其他健康风险。

正确的抗糖生活方式包含饮食、运动和护肤三方面，应做到"管住嘴、迈开腿、科学护肤"：饮食清淡，避免过量摄入精制糖、转化糖、加工糖食物（如奶茶、蛋糕、果汁等），少吃煎烤炸等高温烹饪过的食物；加强体育锻炼，规律作息，坚持良好的生活习惯；使用正规、安全的护肤品。

·16·

出现晒斑怎么办

皮肤长期受到紫外线照射往往是晒斑出现的主要原因。当皮肤长时间暴露在强烈的阳光下，紫外线会刺激皮肤中的黑色素细胞，促使黑色素分泌增加，进而形成晒斑。

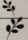

因此，淡化晒斑的首要前提就是做好防晒！一般轻微的晒伤并不会出现晒斑、发红等现象，可自行消退。严重的晒斑易遗留色素沉着斑片，年幼者的晒斑可能在成长过程中会渐渐淡化、消退，但年长者的晒斑则很可能不易消退。晒斑的形成一般有一个过程，刚开始很可能只是不起眼的小红点，继续接受强紫外线的长时间照射，久之就会发展为浅红色、深红色，最后变成褐色的清晰斑点。

晒斑属于相对容易去除的斑，日常科学护肤，可淡化晒斑，但难以彻底消除，有些晒斑治疗后经过紫外线暴晒也可能会反复出现。激光去除晒斑是一种有效去除晒斑的方法。

服用维生素A、维生素C、维生素E，或涂抹维生素A软膏，对皮肤的抗氧化能力有一定的帮助，有助于皮肤的修复，但不能保证消除晒斑。日常可使用不含或含有少量光敏性物质的防晒霜或护肤品。

·17·

热拉提、热玛吉、Fotona 4D Pro无创面雕激光、超声炮抗衰项目怎么选

热拉提、热玛吉均属于射频抗衰仪器，可以对皮肤各个层次精准加热，从而达到紧致、提升、融脂的医美目的。但热拉提能量低，单次改善远不如热玛吉，一般3~6次为一个疗程，具体次数看皮肤衰老状况，适合初衰人群日常维养。热玛吉可以大面积地刺激真皮层的胶原，使其先收缩再增生，1年内根据皮肤情况做1~2次即可，可作为长期抗衰项目。

Fotona 4D Pro无创面雕激光则利用双波长激光作用在表皮层、真皮层、脂肪层、筋膜层，以实现全层综合抗衰，适合面部轻度松弛、下垂的人群。但治疗之后，需要好好护理，避免后期色素沉着等问题的产生。一般可4周做1次，3次为一个疗程。

超声炮抗衰项目利用超声波能量精准聚焦原理，将超声波作用于SMAS层、真皮深层、真皮层，达到筋膜复位、刺激胶原蛋白与弹性蛋

白再生，解决皮肤衰老导致的松、垂、皱等问题，重在面部提升，适用于需要全面部提拉紧致的中、重度衰老人群，一般1年做1次。

通常情况下，皮肤的正常更新周期是28天左右，因此所有的重复性治疗间隔均不建议短于皮肤的修复周期，至少要间隔1个月。而对皮肤创伤较大、能量较高的仪器，建议间隔半年到1年再考虑下一次的治疗。

·18·
注射类轻医美会有后遗症吗

进行注射类轻医美项目后可能会出现局部疼痛、水肿、红肿、发热、不适、疲劳等临床表现，一般与个人体质、注射部位和注射剂量有关。但通常情况下，这些不良症状都是暂时的，数周内会自行消失。如果持续时间长，应及时到医院进行问诊或治疗，否则有可能出现严重并发症，或影响术后健康和美容效果。

·19·
如何处理女性烦人的"小胡子"

女生长"小胡子"有多种原因，可能是由遗传因素、青春期发育、不良生活习惯、摄入过多激素类饮食、药物副作用、内分泌失调等多种因素引起的。

那么这些烦人的"小胡子"，应该怎样更安全有效地去除呢？如果是遗传因素所致，唇边体毛较多，推荐采用激光脱毛、使用脱毛膏或脱毛仪等方法进行去除。所选治疗手段和产品一定要确保专业、安全，激光脱毛相对更彻底一些。如果是饮食、不良习惯所致，应及时调整日常饮食结构，少吃含激素类零食，做到健康饮食、规律作息。如果是药物、内分泌不调等原因所致，建议到专业医院进行咨询，遵医嘱进行相应治疗。

·20·

医用面膜与普通面膜有哪些区别

医用面膜和普通面膜有着显著的差异，比如生产标准与资质、配方与成分、功效与作用、使用场景及人群适用性等。

生产标准与资质不同：医用面膜必须按照医疗器械的生产标准制造，属于"械"字号面膜，比如医用敷料或医用冷敷贴等；而普通面膜是按化妆品生产标准生产的，属于"妆"字号面膜。

配方与成分不同：医用面膜的配方一般无香精、色素、防腐剂等添加剂，成分需达到医用水平；普通面膜的成分一般是水、各类营养成分、油类、乳化剂等。

功效与作用不同：医用面膜多用于保湿、修护、舒缓，是皮肤问题的辅助治疗手段；普通面膜功效性各种各样，比如清洁、补水、美白、祛斑等。

适用场景及人群不同：医用面膜更多用于手术室、诊所等医疗环境，也适用于敏感肌肤者，以及医美等术后护肤。普通面膜主要用于日常护肤。医用面膜适合皮肤受损、敏感或医美术后恢复人群使用。普通面膜则适用于各种健康肤质人群日常使用。

相比较于普通面膜，医用面膜成分简单，无色素、香精、防腐剂添加，刺激性小，更适合医美术后伤口恢复使用。